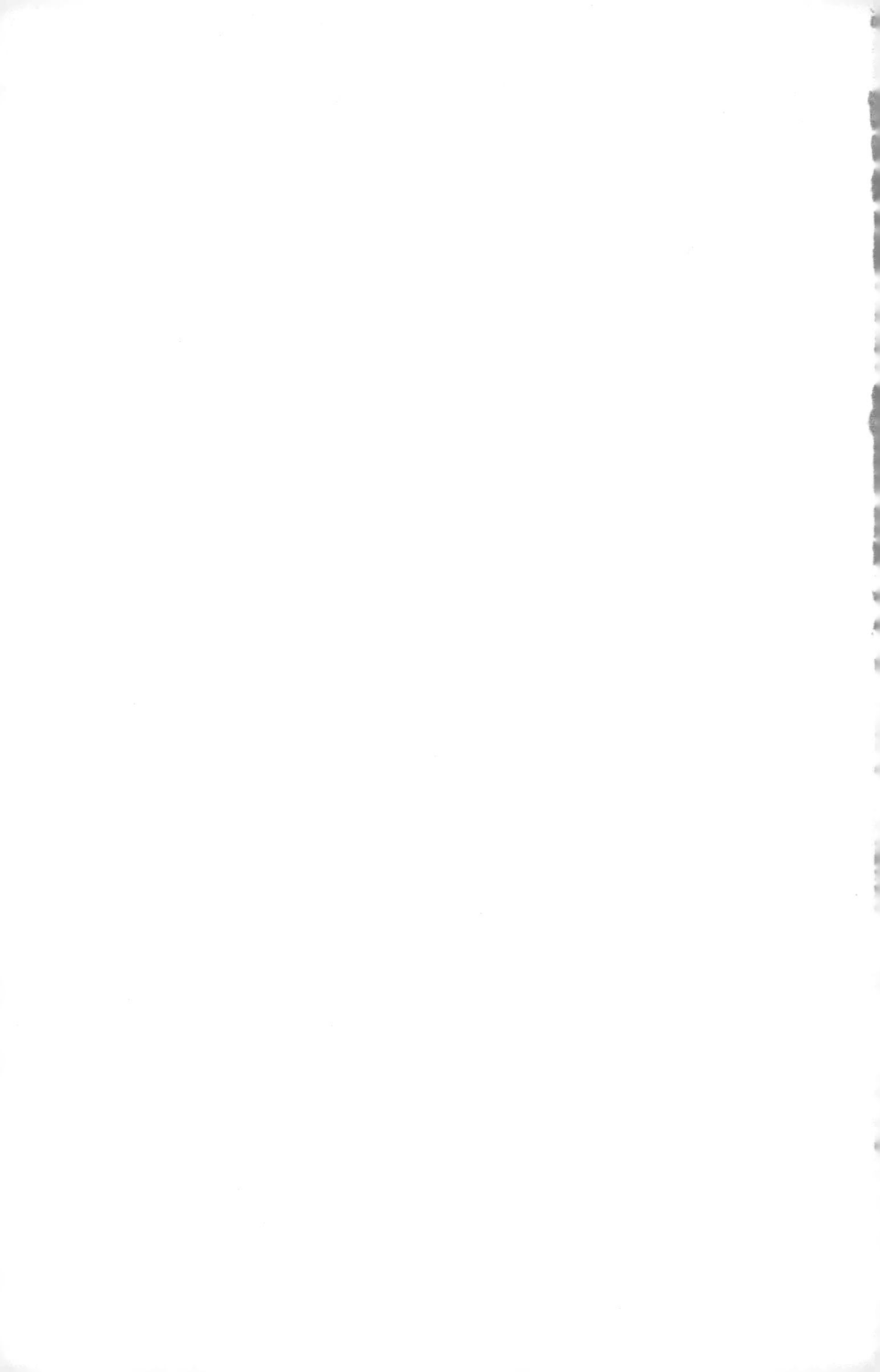

ECGケースファイル

心臓病の診療センスを身につける

著／村川　裕二　帝京大学医学部附属溝口病院第4内科 教授
　　山下　武志　(財)心臓血管研究所 所長

The ECG Case File

Making Sense of Practical Cardiology

メディカル・サイエンス・インターナショナル

The ECG Case File : Making Sense of Practical Cardiology
First Edition
by Yuji Murakawa and Takeshi Yamashita

©2000 by Medical Sciences International, Ltd., Tokyo

ISBN978-4-89592-238-3

Printed and bound in Japan

はじめに

　「ある病院でペースメーカの植え込みを勧められたのですが，本当にペースメーカが必要なのですか」と言って，外来を受診される方がいます．わざわざセカンド・オピニオンを求めてくるくらいですから，ほとんど症状はありません．おおむね洞不全症候群です．なかには，単なる洞徐脈や夜間睡眠中の洞停止もあります．言うまでもなく，ペースメーカは必要ないことが多いようです．また，どうみても非特異的なST変化を虚血と思い込んで治療したり，あるいは予後の面でも自覚的にも心配のない心室期外収縮に投薬をすることも，不必要な医療という意味で"ポイントをはずした循環器診療"にあたるものです．
　一方，手術を急ぐべき弁膜症が内科的にフォローされていたり，不安定狭心症なのに入院の手配がなされていない例もままあります．このような対応も必要なことが行われていないという意味での"ポイントをはずした循環器診療"といえます．
　循環器疾患の勉強を始めて間もない方は，急性心筋梗塞に手際よく再灌流療法を施したり，てごわい頻拍をカテーテル・アブレーションで根治することは華やかに見えるでしょう．確かに，これらの手技は非常に重要なものです．しかしその前に，必要なことと不必要なことをよく知っておくことのほうが大事です．十分な知識と的確な判断力をもっていれば，必要に応じて手先も動くはずです．高い技術をもっている専門家ほど，頭の中のほうが大事だということを知っています．
　診療にあたっている大半の医師にとって，まず第一に要求されるクオリティとは，
- 検査や治療の必要のない患者さんに無意味な負担をかけず，
- 自分の現在の力，置かれている環境で面倒を見ることができる患者さんにはすみやかに適切な治療を行い，
- 高度な対応が必要な患者さんはタイミングよく専門医に送る

——ということです．
　内容が豊富で万全を期したテキストなら，今私たちのまわりにもたくさん並んでいます．しかし，そんなにたくさんのことを覚え切れないことは，使われないまま本棚に飾ってある分厚い教科書の数々が証明しているのではありませんか．このコンパクトな本に"ポイントをはずさない循環器診療"に必要なエッセンスを詰め込みました．どういうことを理解していただきたいのか，1例ごとにはっきりわかるようになっています．かなり割り切って書きましたので，余計なことは書いてありません．

循環器診療は今でも身体所見，胸部X線写真，そして心電図から始まります。本書は心電図を症例への糸口にしていますので，一見，心電図のテキストのように見えますが，めざすところは**循環器診療のあり方がスーッと身体のなかにしみとおるようにすること**です。シャープな循環器診療のセンスが皆さんのものになるはずです。

＊　　　　＊　　　　＊

　では，本書の中味をもっと詳しく紹介します。

☐ **読者として，次のような方々を考えています。**
- 循環器疾患に興味のある医学部学生——症例にそった勉強をすることにより心臓疾患の全体像が見えてきます。
- 内科研修医——トクするところがいっぱいあります。
- 訓練を始めて間もない循環器科医——すぐに応用できるでしょう。
- 循環器専門ではないが，しばしば心臓疾患も診察する臨床医——ご自分の診療と対比してみてはどうでしょうか。

☐ **本書の目標は，次の2点を学ぶことです。**
- 心電図と病像に基づいた循環器疾患の適切な診断。
- それぞれの病態にふさわしい現実的な対応。

☐ **以下のことに留意しました。**
- わからなくても不名誉とはいえない稀な疾患は省き，よく経験するが診断や対応に迷いがちなケースを取り上げる。
- 診断や治療の選択肢を少なくして，混乱を避ける。
- 専門家が行うべき治療の詳細は記載しない。
- 専門家にコンサルトする必要性について明解に述べる。

☐ **どのように使うか。**
- 最初から最後まで読み通す。
- 症例に出会ったときに，近似した項目を参考にする。

☐ **なお次のようなルールで記載してあります。**
- 薬剤は商品名のほうを覚えていることが多いでしょうから，手間が省けるように一般名よりも商品名を多く使いました。
- 薬剤の選択は自分たちの好みを書いてあります。同じくらい有効な薬剤があっても，わざわざ列挙していないところがあります（よく知らない薬剤をむやみに使用しないということも大切です）。
- 箇条書きの行頭の■は該当症例に関して実際に行われた診断と対応，☐は症例に関連した解説，というように区別して記載しています。
- **Key Point** には知っておくべき基本的な事柄をまとめ，メッセージでは疾患に対する姿勢を書いてあります。
- **Key Word** は，その症例に関連して記憶しておくべき事項で，目次のあ

との「**Key WordからCaseを探す**」から，関連する症例を逆引きできるようにしてあります。

● 心房期外収縮の変行伝導や早期再分極のように簡単すぎると言われそうな項目も入っています．専門家ではない読者を想定しましたので，日常的な心電図所見の確認と，典型的な病像をまず把握していただくことを優先しました．また，そのような読者が肩の力を抜いて読めるよう，ミニ知識を「**メモ**」に，もう少し系統的な解説を「**診療のヒント**」にまとめ，随所に挿入しました．

＊　　　＊　　　＊

最後になりますが，本書を執筆するにあたって協力と助言をいただいた順天堂大学循環器内科 住吉正孝先生と東京大学検査部 安喰恒輔先生に深謝申し上げます．また，企画と出版にあたってご尽力いただいた株式会社メディカル・サイエンス・インターナショナルと同社の染谷繁實氏に感謝申し上げます．

2000年4月

村川裕二・山下武志

目　　次

　Key WordからCaseを探す ……………………………………… xii
　本書で取り上げた主な薬剤の商品名/一般名対照表 ………… xix

Case 1　発熱と胸部痛……心筋梗塞か？ ……………………… 1
Case 2　繰り返す胸部圧迫感 …………………………………… 5
Case 3　持続の長い胸痛 ………………………………………… 9
Case 4　ST上昇を伴う腹痛と嘔吐 …………………………… 12
Case 5　早朝のみ胸痛を感じる ……………………………… 15
Case 6　運動誘発によるST上昇 ……………………………… 19
Case 7　運動負荷で胸部違和感とST低下がみられた ……… 22
Case 8　風邪と思っていたが，胸部痛が生じた …………… 26
Case 9　若年者のST上昇 ……………………………………… 29
Case 10　平坦なT波 …………………………………………… 32
Case 11　巨大陰性T波がみられる心疾患は？ ……………… 34
Case 12　陳旧性心筋梗塞が疑われるが，Q波がない ……… 38
Case 13　Ⅲ誘導にQ波がみられる …………………………… 42
Case 14　女性患者の運動負荷試験 …………………………… 45
Case 15　ジギタリス服用患者の胸痛 ………………………… 48
Case 16　ジギタリス投与中の高齢者 ………………………… 52
Case 17　心電図から電解質異常がわかる？ ………………… 56
Case 18　QRS幅の広い頻拍　(1) …………………………… 60
Case 19　QRS幅の広い頻拍　(2) …………………………… 64
Case 20　無症状だが，WPW症候群？ ……………………… 67
Case 21　症状のない心室期外収縮をどうする？ …………… 70

Case 22	頻発性心室期外収縮に対する抗不整脈薬の併用療法をどう考える？	74
Case 23	運動で誘発される心室頻拍	76
Case 24	非持続性心室頻拍をどう治療する？	78
Case 25	心筋梗塞後の頻拍	80
Case 26	突然始まり突然停止する頻脈発作	84
Case 27	動悸など症状の多い中年女性	88
Case 28	心房期外収縮か，心室期外収縮か？	91
Case 29	P波はないが細動波もない心電図	94
Case 30	P波の異常と過剰心音	96
Case 31	僧帽弁閉鎖不全に伴う心房細動の治療は？	100
Case 32	止まらない動悸	105
Case 33	初回発作で基礎疾患のない心房細動	108
Case 34	発作性の動悸，予防として用いる抗不整脈薬は？	112
Case 35	心房細動患者にジギタリスを投与したが，なぜ動悸が続くのか？	117
Case 36	甲状腺機能亢進症をもつ心房細動	120
Case 37	慢性心房細動患者にTIAが起こった	123
Case 38	心房細動に対する抗不整脈薬治療中に強い動悸がみられた	125
Case 39	心房粗動に対する洞調律化	129
Case 40	失神した研修医	133
Case 41	抗不整脈薬服用中の失神	137

Case 42	無症状の徐脈への対応は？	141
Case 43	倦怠感があり，心拡大と低電位差を指摘された	143
Case 44	ホルター心電図で異常を指摘された	145
Case 45	自覚症状はないが，PQ時間の延長がみられる	147
Case 46	無症状だが，二束ブロックと診断された	150
Case 47	女子大学生の徐脈と房室ブロック	154
Case 48	房室ブロックと思われるが，発作が検出できない	157
Case 49	無症候性の脚ブロック	161
Case 50	奇妙な脚ブロック	165
Case 51	完全房室ブロックの専門医受診	167
Case 52	カルシウム拮抗薬による徐脈？	171
Case 53	学校検診でQT延長を指摘された	173
Case 54	ペースメーカは必要か？（1）	177
Case 55	ペースメーカは必要か？（2）	179
Case 56	ペースメーカ植え込み後の心電図異常	183
Case 57	危険因子はないが，心機能低下と心電図の異常がみられる	186
Case 58	以前からの心雑音……先天性心疾患？	189
Case 59	腹部手術2週間後に出現した呼吸苦	193
Case 60	コンピュータが見つけた心電図異常	197
Case 61	入院中のモニター心電図	199

■診療のヒント

心電図による心臓の形態の診断 ………………………………………… 8
ST-Tの考え方 ……………………………………………………………… 25
心臓の肥大と心電図異常 ………………………………………………… 37
陰性T波 …………………………………………………………………… 51
ジギタリスおよびジギタリス中毒について …………………………… 55
幅の広いQRSを伴う頻拍の考え方 ……………………………………… 63
CAST studyについて ……………………………………………………… 73
P波/右室肥大 ……………………………………………………………… 99
弁膜症の不整脈および手術 ……………………………………………… 103
発作性心房細動の治療 …………………………………………………… 114
ブロックと電気軸 ………………………………………………………… 153
難しい不整脈 ……………………………………………………………… 170
ペースメーカのモードについて ………………………………………… 182
感度の鈍い診断法と検査 ………………………………………………… 192
まとめ：心電図判読の手順と所見の書き方 …………………………… 201

■メモ

- 心筋炎診断の手引き ……………………………………………… 3
- 持続性胸痛の心電図による鑑別 ………………………………… 11
- U波について ……………………………………………………… 14
- シンドロームX …………………………………………………… 41
- 胸痛を訴える患者 ………………………………………………… 50
- WPW症候群に対するカテーテル・アブレーション ………… 69
- 頻発性心室期外収縮と心機能障害 ……………………………… 72
- P波とQRSの位置からみた発作性上室頻拍のメカニズム …… 87
- 定義することの難しい用語：lone AF ………………………… 111
- 不整脈にジゴキシンをどう使うか ……………………………… 119
- カテーテル・アブレーションの"成功率"について ………… 132
- 神経調節性失神について ………………………………………… 136
- 薬物誘発性の torsades de pointes ……………………………… 140
- 甲状腺ホルモンは不整脈を起こすか？ ………………………… 144
- 房室結節二重伝導路 ……………………………………………… 149
- PQ時間の短縮 ……………………………………………………… 156
- ACC/AHAによる房室ブロックへのペースメーカ植え込みの適応（一部のみ提示） ……………………………………………… 160
- ACC/AHAによる洞不全症候群へのペースメーカ植え込みの適応 ………………………………………………………………… 181
- 医療訴訟にみる肺塞栓症 ………………………………………… 196

Key WordからCaseを探す

Key Word	Case no.
AAI	55, 56
ACE阻害薬	11, 57
acute coronary syndrome	2, 3
Adams-Stokes症候群	46, 49
AVNRT	26
AVRT	26
Brugada症候群	9
CAST study	診療のヒント
δ波	20
lone AF	33, 37, メモ
Lownの分類	21
MRI	11
PAT with block	16
P波	29, 30, メモ
PQ延長	45
PQ短縮	メモ
pseudoinfarction pattern	1
PTMC	30
Q波, 異常	1, 12, 13
QRS	メモ
——幅の拡大	17
——, 幅の広い	18, 19, 診療のヒント
QT延長症候群	11, 53
——, 後天性	41
QT短縮	15
short run	27
ST-T	診療のヒント
ST上昇	1, 4, 5, 6, 8, 9
——低下	2, 4, 5, 7, 15, 59
SIQⅢTⅢパターン	59
SISⅡSⅢパターン	60
TIA	37
torsades de pointes	41, メモ

Key Word	Case no.
T波, 陰性	6, 12, 診療のヒント
──, 冠性	12
──, 巨大陰性	11
──, 増高	17
──, 平低	10
U波	メモ
VVI	55, 56
wide QRS tachycardia	18, 38
WPW症候群	12, 18, 19, 20, 26, メモ
アーチファクト	48, 61
アダラート	52
アデホス	18, 26
アミサリン	19
アルダクトンA	17
異型狭心症	4, 5, 6, 9
飲酒	33
陰性変力作用	27, 35
ウイルス感染	1, 8
植え込み型除細動器	25
右脚ブロック	12, 49
──パターン	58
右軸偏位	49, 58
右室肥大	12, 診療のヒント
運動負荷	2, 7
運動負荷試験	14, 53
──, Masterの	6
運動誘発性	6, 23
エルゴメーター	6
嘔吐	4
開心術	38
解離性大動脈瘤	3, 15
拡張型心筋症	1, 49, 57
過剰心音	30
仮装脚ブロック	50
学校検診	53
カテーテル・アブレーション	19, 23, 24, 38, 39, メモ
カルシウム拮抗薬	5, 6, 11, 52
冠危険因子	14

Key Word	Case no.
冠動脈硬化症	14
冠動脈疾患	10, 49
冠動脈造影	2
冠攣縮	5
脚ブロック	49, 50
強心薬	57
胸痛	1, 2, 3, 5, 8, 15, メモ
——, 持続性	3, メモ
胸部圧迫感	2
虚血性心疾患	15
経食道心エコー	37, 39
血圧低下	40
血栓塞栓症	30, 31, 33, 37, 39
高カリウム血症	17
交感神経	40, 42, 44
高血圧	39, 49
抗コリン作用	34, 40
甲状腺機能亢進症	36
甲状腺機能低下症	10, 42, 43
甲状腺ホルモン	メモ
抗不整脈薬	22, 34, 38, 41
——, I 群	52, 診療のヒント
——, Ic 群	39
高齢者	16, 43
呼吸器疾患	27
呼吸苦	59
細動波	29
催不整脈作用	27, 38, 41
左脚ブロック	1, 49
左軸偏位	49
左室瘤	4
三束ブロック	46
サンリズム	19, 32
ジギタリス	15, 16, 30, 35, 36, 39, 52, 57, 診療のヒント
——効果	15
——中毒	16, 診療のヒント
刺激伝導系	51, 52, 57
ジゴキシン	16, メモ

Key Word	Case no.
失神	7, 40
──, 神経調節性	40, メモ
シベノール	32, 38
若年者	9
上室頻拍, 発作性	18, 20, 26, メモ
徐脈	40, 42, 47, 52
徐脈頻脈症候群	35, 54, 55
心拡大	43
心機能障害	メモ
心機能低下	57
心筋炎	1, 3, メモ
心筋梗塞	1, 2, 3, 8, 11, 12, 21, 25, 57
──, 急性	4, 9
──, 陳旧性	12, 13
心筋症	21
心雑音	58
心室期外収縮	21, 22, 28, メモ
心室頻拍	18, 21, 25, 46, 61
──, 右室流出路起源	24
──, 偽性	19, 20
──, 特発性	23, 24
──, 非持続性	24
心臓の形態	診療のヒント
シンドロームX	メモ
心拍数依存型左脚ブロック	49
心肥大	診療のヒント
深部静脈血栓症	59
心不全	7
──, うっ血性	49
腎不全	17
心房期外収縮	14, 27, 28
心房細動	19, 20, 28, 29, 30, 31, 33, 34, 35, 36, 38, 39, 55, 56
──, 発作性	32, 33, 診療のヒント
──, 慢性	37
心房粗動	38, 39, 55
心房中隔欠損症	58
心房停止	29
心膜液貯留	10

Key Word	Case no.
心膜炎	3, 4, 8
接合部調律	29, 52
センシング不全	56
先天性心疾患	58
僧帽弁狭窄(症)	30, 31
──置換術	29
──閉鎖不全(症)	30, 31
早期再分極	4, 8, 9
ソタコール	41
対側性変化	4
大動脈縮窄症	58
大動脈二尖弁	58
大動脈弁狭窄(症)	7, 30
タンボコール	19, 32
低カリウム血症	10, 16, 21, 41
低酸素血症	59
低電位差	43
ティルト試験	40
電解質異常	17
てんかん	53
電気軸	診療のヒント
電気生理学的検査	25, 46
電気的除細動	32
電極装着部位	61
動悸	27, 32, 34
洞徐脈	42, 43, 52, 54
洞性不整脈	44, 47
洞停止	52, 54, 55
洞不全症候群	40, 42, 48, 54, 55, 5, メモ
動脈硬化症, 閉塞性	35
時計方向回転	59
突然死	51, 57
トレッドミル	6
内因性心拍数	42
ニトログリセリン	5
脳血管障害	11
肺高血圧症	58
肺塞栓(症)	3, 59, メモ

Key Word	Case no.
発熱	1
肥大型心筋症，心尖部	11
——，閉塞性	11
疲労	33
頻拍	診療のヒント
不安定狭心症	2
副交感神経	40, 42, 44, 47, 54
副伝導路	20
腹痛	4
不整脈	診療のヒント，メモ
不定軸	60
部分肺静脈還流異常	58
ブロック	診療のヒント
——，二束	46
併用療法	22
β遮断薬	5, 11, 22, 24, 32, 35, 36, 38, 39, 40, 52, 53, 57
ペーシング不全	56
ペースメーカ	42, 48, 49, 51, 54, 55, 56, 59, 診療のヒント，メモ
——シフト	44
ベプリコール	41
ヘルベッサー	52
変行伝導	18, 28
弁口面積	7
弁膜症	診療のヒント
放散痛	4
房室結節二重伝導路	26, 45, メモ
房室ブロック	1, 47, 48, 50, メモ
——，Mobitz型Ⅱ度	47, 48
——，Wenckebach型Ⅱ度	45, 47
——，完全	51
——，高度	46
——，Ⅱ度	45
——，発作性	48
房室伝導	38
——比	39
補充調律	51
ホルター心電図	44, 47
マグネゾール	41

Key Word	Case no.
迷走神経	45
——緊張	34
メキシチール	21, 22
めまい	50
モニター心電図	61
薬物誘発性	メモ
ラシックス	16, 17
リウマチ熱	30
リスモダン	11, 19, 22, 32, 34
利尿薬	21, 57
ワーファリン	30, 31, 36, 37, 39, 59
ワソラン	23, 24, 26, 32, 35, 38, 52

本書で取り上げた主な薬剤の商品名/一般名対照表

商品名®	一般名
アスペノン	アプリジン
アダラート	ニフェジピン
アデホス	アデノシン三リン酸二ナトリウム
アミサリン	プロカインアミド
アルダクトンA	スピロノラクトン
アンカロン	アミオダロン
インデラル	プロプラノロール
サンリズム	ピルジカイニド
ジゴキシン	ジゴキシン
シベノール	シベンゾリン
セロケン	メトプロロール
ソタコール	d, l-ソタロール
タンボコール	フレカイニド
テノーミン	アテノロール
ピメノール	ピルメノール
プロノン	プロパフェノン
ベプリコール	ベプリジル
ヘルベッサー	ジルチアゼム
マグネゾール	硫酸マグネシウム
メキシチール	メキシレチン
メバロチン	プラバスタチンナトリウム
ラシックス	フロセミド
リスモダン	ジソピラミド
ワソラン	ベラパミル

注　意

　本書に記載した情報に関しては，正確を期し，一般臨床で広く受け入れられている方法を記載するよう注意を払った。しかしながら，著者(監修者，監訳者，訳者)ならびに出版社は，本書の情報を用いた結果生じたいかなる不都合に対しても責任を負うものではない。本書の内容の特定な状況への適用に関しての責任は，医師各自のうちにある。

　著者(監修者，監訳者，訳者)ならびに出版社は，本書に記載した薬物の選択，用量については，出版時の最新の推奨，および臨床状況に基づいていることを確認するよう努力を払っている。しかし，医学は日進月歩で進んでおり，政府の規制は変わり，薬物療法や薬物反応に関する情報は常に変化している。読者は，薬物の使用にあたっては個々の薬物の添付文書を参照し，適応，用量，付加された注意・警告に関する変化を常に確認することを怠ってはならない。これは，推奨された薬物が新しいものであったり，汎用されるものではない場合に，特に重要である。

Case 1 発熱と胸部痛……心筋梗塞か？

症例

- 73歳，男性。数日前より発熱，関節痛，咳嗽があり，本日になり呼吸困難，動悸，および前胸部痛が出現したため来院。
- 血圧96/60mmHg，脈拍110/min，聴診上収縮期雑音（Levine Ⅱ/Ⅵ）を第3肋間胸骨右縁に認めた。
- 胸部X線にてCTR60%の心拡大と肺うっ血を認め，心電図は以下のごとくである。

Q 診断は？ また，どのように対処すべきか？

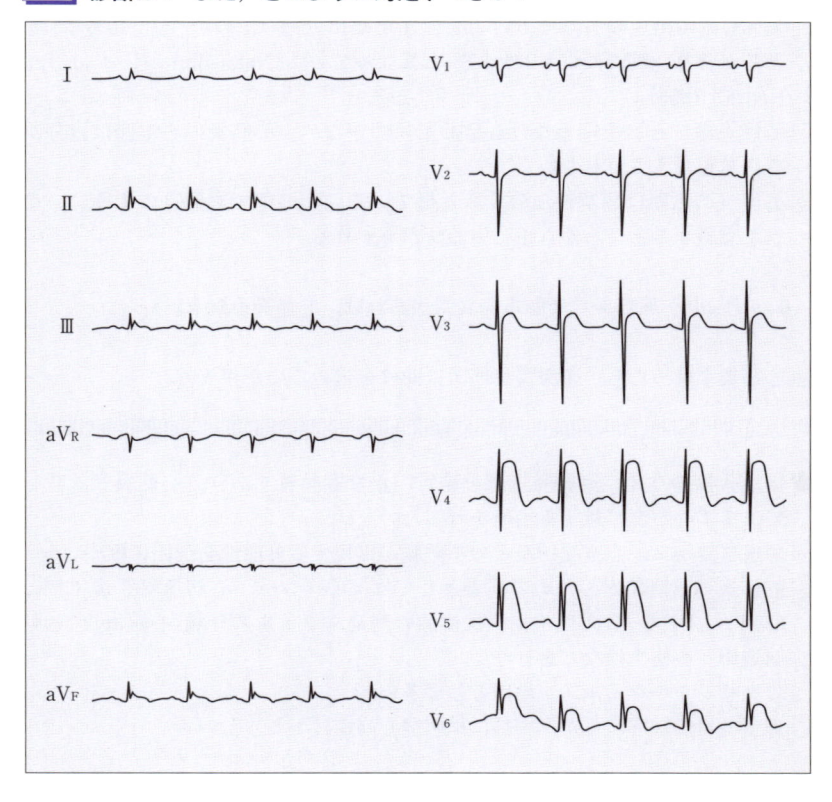

診　断

- 心筋炎による発熱，胸部痛を伴った心不全状態。
- 心電図上洞頻脈，Ⅱ，Ⅲ，aV_F，V_3〜V_6にST上昇を認める。心外膜直下の心筋のみではこのような著しい変化をきたさないため，心膜炎のみでなく広範な心筋障害があると解釈した。V_1のP波陰性部分が大きく，これは心不全を反映している。
- 急性心筋梗塞も疑われるが，冠動脈の支配領域を考慮すると，つじつまのあいにくい誘導に広がるST上昇であることから，急性心筋炎の可能性が高い（ただし，心電図のみでは右冠動脈優位の急性心筋梗塞は否定し難い）。
- □ 心筋炎の心電図異常とは，
  - ● 房室ブロックや左脚ブロックなどの伝導障害
  - ● ST上昇や異常Q波のような，心筋梗塞に似た変化（pseudoinfarction pattern）
- □ とくに，異常Q波と左脚ブロックの出現した症例は重症である。
- □ 異常Q波の出現の有無で分けると，左室駆出分画（EF）は平均で40％と57％と差があり，院内死亡も27％と8％と異なっている（Nakashima H et al, Jpn Heart J 1998）。
- □ 心筋炎は，それを疑わなければ診断はつかない。心筋炎の心電図は自分から病名を教えてくれない。
- □ 心筋炎の診断は肺塞栓症の診断と似ている。頭の中でお題目のように，それを意識するところから正しい診断が導かれる。

> ***Key Point*：風邪症状と心電図異常があれば，心筋炎を疑う。**

- □ 心筋炎を疑ったら，循環器専門医に助けを求めるのが現実的。

対　応

- 緊急入院のうえ，冠動脈造影を施行。正常冠動脈であり，心筋炎と診断して，まず心不全に対する治療を行った。
- □ 房室ブロック，心室頻拍などの不整脈が出現する可能性を念頭に置く。
- □ 心筋炎の診断確定のための検査としては，心エコー，心筋逸脱酵素（CPK, GOT, LDHなど），ウイルス抗体価の測定，ウイルス分離（心膜液），冠動脈造影と心筋生検などを行う。
- □ コクサッキーウイルスが原因として多い。
- □ 通常は自然緩解するが，一部は拡張型心筋症に至るらしい。

> **メッセージ**
> 心筋炎はそれを意識していなければ正しく診断できない。風邪症状のようでも心電図異常があれば，心筋炎を疑う。

●***Key Word***：心筋炎，ST上昇，房室ブロック，左脚ブロック，pseudoinfarction pattern，異常Q波，発熱，ウイルス感染，拡張型心筋症

メモ：心筋炎診断の手引き

☐ 心筋炎とは"何でもあり"の病気だ。
☐ "胸が痛くて，STが上昇していればハイ決まり"という急性心筋梗塞とはだいぶ違う。
☐ ある当直医が心筋炎の診断にたどりつくまでの診療と心理の過程を示す。

1. 自覚症状：いろいろな不調があるようだ。
    ──ポイントがつかめない。
    ↓
2. 聴診所見：どう表現すればよいかわからないが，心音が変だ。
    ──気のせいだろうか。
    ↓
3. 心電図変化：年齢からみて予想外の変化がある。
    ──ちょっとまずいな。
    ↓
4. 生化学検査：急性心筋梗塞に似ているが，しっくりこない。
    ──多分違う。だけど炎症はある。
    ↓
5. 胸部X線や心エコー：どうも元気がない心臓だ。
    ↓
6. この時点で，患者だけでなく，診察した医師も不安になる。
    ──こんな患者が来るのなら，当直のバイトはやめようかな。
    ↓
7. しかし，ふと「わけがわからなくなったら心筋炎」というルールを思い出したので診断できた。
    ──あとは必携当直医マニュアルに従って治療を開始。

☐ 実際に症例に遭遇したときのために，もう少し詳しく書くと──

1. 自覚症状など
   - 心症状：胸痛，失神，呼吸困難，動悸，ショック，痙攣
   - 感冒症状：発熱，頭痛，咳嗽，咽頭痛
   - 消化器症状：悪心，嘔吐，腹痛，下痢
   - そのほかの症状：皮疹，関節痛，筋肉痛

   注意：これらの臨床症状をほとんど伴わないこともある。
2. 聴診所見
   - 頻脈あるいは徐脈
   - 心音の減弱
   - 心膜摩擦音
   - 収縮期雑音
3. 心電図所見
   - 房室ブロックなどの伝導障害
   - 心筋梗塞に似た変化
4. 生化学検査
   - 血清中の心筋逸脱酵素の上昇
   - CRPや赤沈の異常
   - 白血球の増加
5. 胸部X線と心エコー
   - 左心拡大
   - 左室機能低下
   - 心膜液貯留

□ 上記の項目のうちのいくつがあてはまれば心筋炎であるという基準は作りにくい。

Case 2 繰り返す胸部圧迫感

症例

- 75歳，男性。貧血にて通院中だが，Hb12g/dlと安定している。
- ここ2週間ほど，5分程度持続する安静時の胸部圧迫感がある。
- 今朝も同じような胸部圧迫感が出現し，軽快しないため受診。
- 意識清明，血圧156/88mmHg，脈拍70/min，来院時には胸痛は軽快しつつあった。
- 緊急検査で白血球の増加やCPKの上昇は認めなかった。

Q 診断は？　また，どのように対処するか？

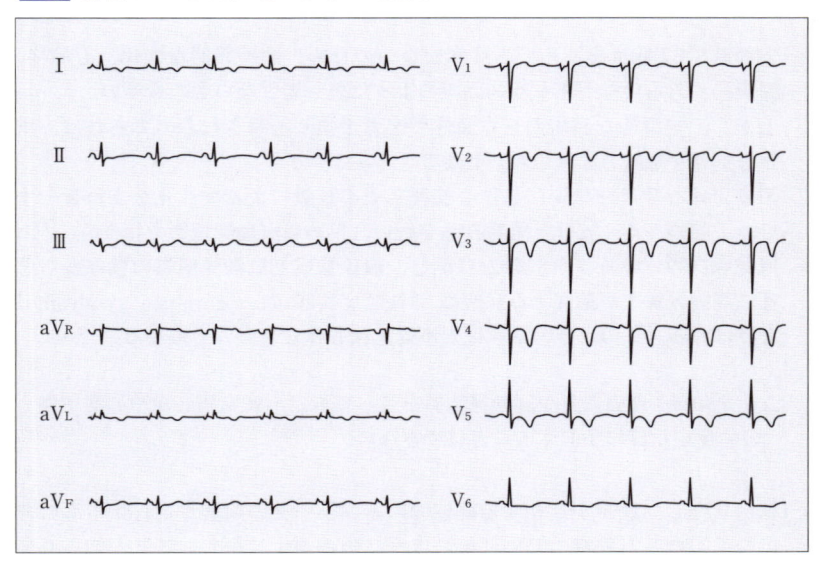

診　断

- ■ 新規に発症した安静時胸部痛であり，不安定狭心症と診断した。
  - ● 心電図所見：Ⅰ，aV_L，V_2〜V_6のT波陰転
  - ● 心電図変化は長期間持続した心筋虚血の所見である。心筋逸脱酵素の上昇はなく，梗塞には至っていないようだ。
- □ 不安定狭心症とは以下のものをさす。
  1) 新規労作性狭心症(new angina of effort)
  2) 増悪狭心症(changing pattern)
  3) 新規安静狭心症(new angina at rest)

  これらの症状が3週間以内に出現し，最後の発作が1週間以内にあり，かつ心電図上も生化学的なデータも心筋梗塞を示唆しないものが不安定狭心症と呼ばれる。

> **Key Point**：胸痛を伴う安静時のST低下は緊急事態。

- □ 安静時にST低下を認めても症状がないのなら，非特異的な変化，心筋症，弁膜症，あるいはジギタリス効果のように急を要さないものも多い。
- □ しかし，定型的な胸痛から虚血性心疾患が強く示唆されるのであれば，重篤な病態を意味し，緊急の対処を要する。
- □ 不安定狭心症は，早期に急性心筋梗塞や不整脈による突然死をまねきやすい。入院のうえ，安静と薬物投与を行い，早めに冠動脈造影を行う。
- □ 冠動脈内のプラーク(粥腫)が破綻し，血栓形成と冠動脈攣縮の機転から急速に冠動脈狭窄が進展する病態は，急性冠症候群(acute coronary syndrome)と呼ばれる。このときの臨床像が不安定狭心症とおおよそ重なる。

> **Key Point**：運動負荷や冠動脈造影を行っても，不安定狭心症や心筋梗塞の発症を正確に予測することはできない。

- □ はなはだしい狭窄が存在する部位でのみプラークの崩壊が進行するものではなく，むしろ狭窄の軽い部位のほうに破綻が生じやすいことが知られている。これは心筋梗塞の発症についても同様であり，運動負荷試験や冠動脈造影所見からイベントの発生を予測することは難しい。
- □ 不安定狭心症が疑われるときに運動負荷試験を行うことは，リスクが大きく，原則として禁忌となる。
- □ 近年の再灌流療法の進歩により，不安定狭心症の予後も様変わりしている。不安定狭心症の疑いで入院してきた417人の経過をまとめた検討(van Domburg RT et al, J Am Coll Cardiol 1998)では，282人(68%)が不安定狭

心症，26人（6%）が心筋梗塞と診断された。不安定狭心症と診断された患者の1年以内の死亡率は 6%，その後は年に 2～3%となっている。再灌流療法は，最初の1年以内に47%に施行されている。1年以内の心筋梗塞の発生は11%，その後は年1～3%となっている。

対　応

- ■ すぐに入院のうえ治療を開始した。ヘパリン15,000単位／日，ニトロール®3ml/hrで安定化を図った。
- ■ 5日後に行った心臓カテーテル検査では，右冠動脈に90%狭窄，左前下行枝に95%狭窄を認めた。
- □ 不安定狭心症の患者を専門施設に搬送するときには，多めのアスピリン（たとえば小児用バファリン®なら4錠くらい）を噛み砕いて服用させたり，ヘパリン5,000単位程度の投与を行うことが勧められる。
- □ 硝酸薬などの投与は，血行動態との関連から，一概には言い難い。搬送先の専門医と連絡をとるときに直接指示をもらうほうがよい。

> **メッセージ**
> 不安定狭心症に運動負荷試験を行ってはならない。

● ***Key Word***：胸痛，ST低下，不安定狭心症，心筋梗塞，運動負荷，acute coronary syndrome，冠動脈造影

診療のヒント
心電図による心臓の形態の診断

□ 心電図は心臓の電気現象を観察する検査法であり，不整脈のような興奮生成や伝導の異常を検出するときの精度は高い．ところが，形態的異常についてはいまひとつ明解な情報は得にくい．

□ たとえば，V_1のS波高とV_5のR波高を加算して，その数値から左室肥大を推測することは昔からよく行われることだが，感度と特異度という面ではいい加減なクライテリアである．大きな集団を対象にしてスクリーニングとして用いるにはコスト面でのメリットは大きいが，個々の患者さんを前にしての診断法としては，現在では気の利いたやり方ではない．

□ 昔は心電図のみから，様々な弁膜症を診断できることが，ひとつの芸として評価された．しかし，あまり経験のない先天心奇形のみならず，ありふれた弁膜症でも，心電図のみからたちどころに診断をつけるのは本当はかなり難しい．心電図のクイズを試しにやってみても，選択肢があれば正解を選ぶことはほどほどにできるが，そうでないと，とんちんかんな答えを口にしてしまいそうでつらくなる．

□ では，心電図からどの程度の情報を得ればよいのだろうか？ エキスパート以外の臨床医に対する要求項目を以下にリストアップする．
- 洞性不整脈，早期再分極，Ⅲ誘導のQ波のような正常亜型をわきまえて，正常の心電図を確実に「正常」と判断する．
- 脚ブロック，心室期外収縮，心房期外収縮，洞不全症候群，房室ブロックなど日常的な所見を正しく検出する．
- 典型的な心房細動，心房粗動，発作性上室頻拍，torsades de pointesなどはすみやかに診断できる．
- 非特異的（虚血性心疾患や器質的異常の関与しない）ST-T変化，ジギタリス効果，虚血性心疾患や心膜炎などのST-T変化，心肥大や弁膜症に伴うST-T変化をおおよそ判別できる．
- 右心負荷や左室肥大など器質的異常がありそうな心電図を前にして，病名をあげたり病態を適切に表現することはできないが，心エコーをオーダーしたほうがよいことがわかる．

□ つまり，心電図をみて不整脈以外の病名をピタッとあてることが可能であると思うところから苦しみが生じるのであり，形態的な異常では「病気がありそうだ」ということがわかりさえすればよいという気持ちでいれば，気分も楽になる．

Case 3 持続の長い胸痛

症例

- 41歳，男性。35歳時より高血圧，高脂血症に対し薬物投与を受けている。
- 本日，早朝より安静にしても1時間以上続く胸痛があり来院。これまでは胸痛の既往はない。
- 血圧156/90mmHg，脈拍66/min，意識は清明。来院時，胸痛はやや軽快している。心電図は以下のようであった。

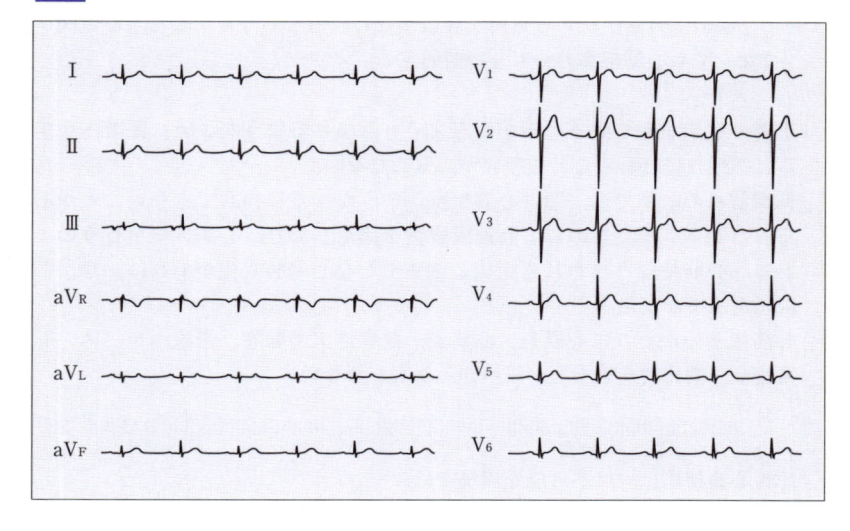

Q どう対処するか？

診　断

- 心電図は正常にも見える。
- 胸痛があるというのでじっくりST部分を見ると，V_5，V_6誘導あたりのSTが上昇している──と言いたいが，「この程度を異常と考えるなら，何でもST上昇になってしまう」と反論されそうだ。
- 胸痛が1時間以上持続しており，症状からは不安定狭心症の増悪や切迫心筋梗塞のルールアウトが必要となる。しかし，当直医は患者を帰宅させた。
- 帰宅後も症状が変わらないために，他院を受診。そのときには下壁誘導とV_5，V_6のSTがはっきり上昇していた。
- 他院における緊急の冠動脈造影では，発達した右冠動脈の狭窄が確認された。
- □ 心電図の解釈は，患者の自他覚症状に大きく左右される。

> **Key Point**：自覚症状から重篤な虚血が疑われるなら，ピンとくる心電図でなくても心筋梗塞のつもりで対処する。

- □ 患者の症状がある限り，細かい点まで有意にとるほうがよい。深読みをすると空振りに終わることも多いが，気にしない。
- □ 循環器科の医師でも，急性心筋梗塞かどうかすぐに判断できないことがある。だからこそ，まめに心筋逸脱酵素を測定したり，心エコーを行うのである。心筋梗塞と思われる症状とささやかな心電図変化があれば，専門病院に送るのが安全。
- □ 心筋梗塞のかわりに心膜炎，心筋炎，解離性大動脈瘤，帯状ヘルペス，肺塞栓症，消化器疾患などが見つかるかもしれない。

対　応

- □ 急性心筋梗塞に対処不可能な環境では，
  - ● 点滴ラインを確保し，すみやかに専門医のいる病院に転送する。
  - ● 経験のある医師なら，転送に際してヘパリンや硝酸薬の投与などacute coronary syndromeおよび心筋梗塞に一般的な対処を行う。
- □ 近年は心筋梗塞発症間もない時期であれば，積極的に再灌流療法を試みる。侵襲的な治療が可能な施設へ転送することが原則となる。

> **メッセージ**
> 心筋梗塞らしい症状があれば，典型的な心電図変化がなくても専門医にまかせる。

●***Key Word***：胸痛，心筋梗塞，心膜炎，心筋炎，解離性大動脈瘤，肺塞栓症，actute coronary syndrome

---

メモ：持続性胸痛の心電図による鑑別

☐ 持続性の胸痛は，急性心筋梗塞をはじめ様々な原因によって生じる。
☐ 出現する心電図変化も多様であり，解離性大動脈瘤のように，原則として心電図になんら所見のないものもある。
☐ 心電図上は複数のタイプのST-T変化が混在することがあるので，単純なフローチャートでは万全を期すことは難しい。
☐ 下の図はひとつの目安である。主な心電図変化がSTの上昇と低下，Tの増高と陰転のどれかという観点で作成した。

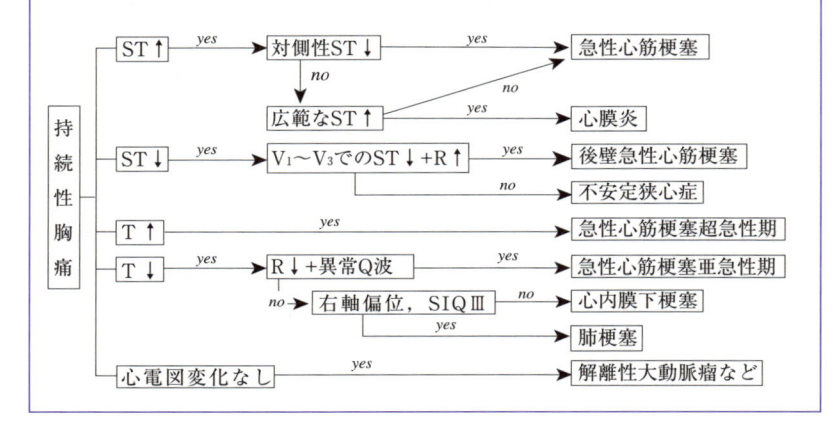

持続性胸痛
- ST↑ → yes → 対側性ST↓ → yes → 急性心筋梗塞
  - no ↓
  - 広範なST↑ → yes → 心膜炎
  - （対側性ST↓ no → 急性心筋梗塞）
- ST↓ → yes → V₁〜V₃でのST↓+R↑ → yes → 後壁急性心筋梗塞
  - no → 不安定狭心症
- T↑ → yes → 急性心筋梗塞超急性期
- T↓ → yes → R↓+異常Q波 → yes → 急性心筋梗塞亜急性期
  - no → 右軸偏位，SIQⅢ → no → 心内膜下梗塞
    - yes → 肺梗塞
- 心電図変化なし → yes → 解離性大動脈瘤など

Case 4 ST上昇を伴う腹痛と嘔吐

症例

- □ 72歳,男性。糖尿病外来に通院している。
- □ 夜,入浴中,胃のあたりに違和感が出現し,次第に強い痛みに変わった。
- □ やがて,悪心が生じ,嘔吐した。
- □ 来院時の心電図を示す。STが上昇しているので急性心筋梗塞を考えたいが,痛みの部位や嘔吐を伴うことから,胃にも問題がありそうに見える。

Q 心筋梗塞以外に消化管の検索も必要だろうか?

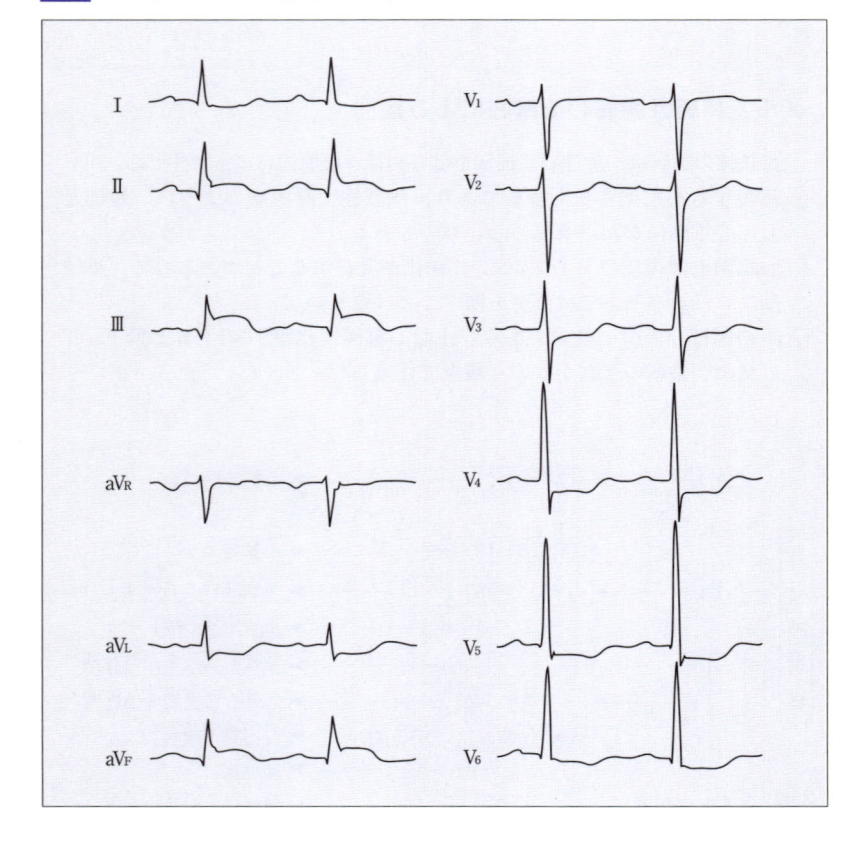

診　断

- II，III，aV_Fで ST が上昇している．同時に I，aV_L，V_3～V_6の ST が低下している．急性下壁梗塞と診断した．

> **Key Point**：高齢者や糖尿病患者の心筋梗塞は，症状が非定型的となりやすい．

- よく知られていることだが，急性心筋梗塞であっても典型的な胸痛を欠くことは稀ではない．その場合には，たとえば次のような症状として捉えられる．
  - 上腹部痛，悪心，嘔吐などの消化器疾患のような症状
  - 下顎痛，左肩痛，左上肢痛などの放散痛
  - 呼吸困難，胸部圧迫感など拡張障害や心不全によると思われる症状
- ときには，痛みをほとんど自覚しない心筋梗塞もある．高齢者や糖尿病患者では典型的症状を欠くことが多い．
- 急性心筋梗塞患者の嘔吐についての観察（Ingram DA et al, Br Med J 1980）では，貫壁性心筋梗塞の43％に嘔吐がみられたという．一方，不安定狭心症と非貫壁性梗塞では，わずかに4％にすぎなかった．
- では，なぜ嘔吐がみられるのだろうか？
- 嘔吐については，迷走神経反射によって説明されている．迷走神経の受容体は下壁に多いので，下壁梗塞のほうが前壁梗塞より嘔吐などの消化器症状を生じやすい．

> **Key Point**：ST 上昇のみでなく他の誘導で ST 低下も伴う心筋梗塞は，ST 低下を伴わないものに比べ広範な梗塞である．

- 急性心筋梗塞では ST 上昇のみでなく，ST 低下もしばしば同時に認められる．ST 低下は梗塞領域を心内膜側から眺める誘導に出現するという考え方（対側性変化 reciprocal change）が一般的である．
- ST 低下の意味については繰り返し検討され，梗塞部位つまり ST が上昇している誘導と ST が下降している誘導との関係によっては，対側性変化ではなく，虚血を直接反映しているという解釈もある．
- 心筋梗塞で ST 低下がどのようなメカニズムで出現するかにかかわらず，梗塞部位が広範なときに ST 低下を伴いやすいという点ではおおむね異論はない．
- ST 上昇を伴う疾患は心筋梗塞以外にも，心膜炎，異型狭心症，左室瘤，あるいは健常者の早期再分極などがある．
- ST 上昇のみでなく，対側性の ST 低下を認め持続するときは，症状がなくて

も急性心筋梗塞の診断はほぼ確実であり，救急処置が必要である。

対　応

■ 消化管の検索は必要ない。心筋梗塞に対する緊急処置を行う。
■ 転送先の病院で緊急の冠動脈造影が行われ，右冠動脈近位部(#1)の閉塞が確認され，再灌流療法が施行された。

> **メッセージ**
> 下壁の梗塞は消化器疾患を思わせる症状を伴いやすい。

●***Key Word***：ST上昇，ST低下，急性心筋梗塞，対側性変化，嘔吐，放散痛，心膜炎，異型狭心症，左室瘤，早期再分極

メモ：U波について

□ U波は，心電図の波形の中で日陰者の立場にある。陰性U波以外はほとんど役にはたたない。心電図のテキストを読んでいても，U波のところは飛ばして読みたくなる。しかし，ときに大きなU波が目に入ると，無視もしにくい。U波はどういう意味があるだろうか？

□ 大きなU波が出現しても，ほとんどが非特異的なものである（実際にU波高の正常値もなく，大きいかどうかの判断も主観的である）が，そのほかに，次の場合にも認められる。
　● 特発性あるいは後天性QT延長症候群に伴うもの
　● 低カリウム血症
　● 高カルシウム血症

□ これらでは陽性のU波が多い。陰性のU波はあまり多くない。他の心電図変化も伴っているので診断的情報が多いわけではないが，持続性の陰性U波は心肥大や高血圧を背景としていることが多い。一方，あらたに出現した陰性のU波は，心筋虚血にかなり特異的な所見とみなされている。

□ 胸痛があり，STも低下しているなら，わざわざU波に頼らなくても診断できるだろうが，「あらたに出現した陰性U波は虚血を示唆する」ことは知っておいたほうがよい知識だろう。

Case 5 早朝のみ胸痛を感じる

症 例

□ 38歳,男性。特記すべき既往はない。喫煙は40本/日。
□ 2カ月前から早朝(午前4〜6時)に胸痛を自覚するようになった。症状は数分で軽快する。日中や運動時にはこのような症状はまったくない。
□ 近医入院の翌早朝にも胸痛あり,この心電図が記録された。

Q 診断は? また,どのように対処すべきか?

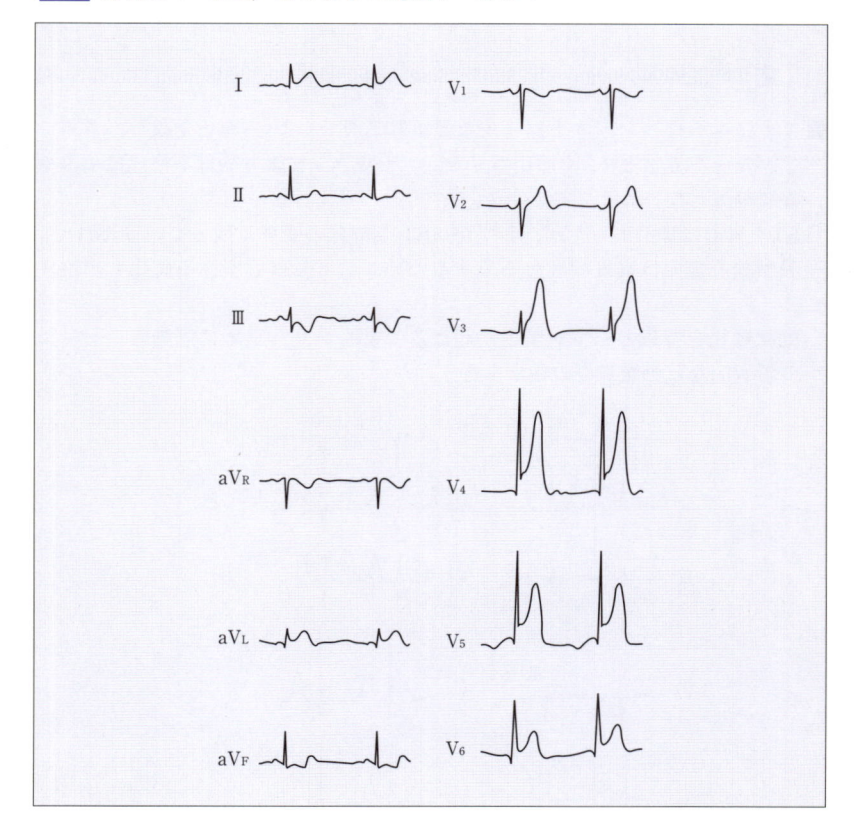

診 断

- ST上昇とST低下がみられた場合には，より強度の虚血を示すST上昇を有意と考える。
- Ⅰ，aV_L，V_3〜V_6誘導にST上昇を認め，側壁における強い虚血が示唆される。
- Ⅲ，aV_F誘導でみられるST低下は側壁虚血の鏡像的変化と考えられる(つまり，下壁虚血を意味しないと考える)。
- 早朝の発作，比較的若年，喫煙以外の動脈硬化危険因子のないことから，血管攣縮による虚血(異型狭心症)と診断した。

> **Key Point**：好発時間帯(深夜〜早朝)と発作の周期性は，異型狭心症の強力な診断根拠となる。

対 応

- すぐにニトロペン®(ニトロールなど類似薬剤でもよい)を舌下投与，さらにアダラートカプセル®を服用させた。ニトロペンにより胸部不快感はすみやかに軽減した。
- ST上昇もほぼ消失したが，わずかにST-T部分の変形は残っている(図1)。
- 異型狭心症では高度の虚血を呈するため，しばしば心室性不整脈も出現する。
- 動脈硬化を背景として冠攣縮が起こることもあり，早めに冠動脈造影により器質的な冠動脈病変の検索を行う。

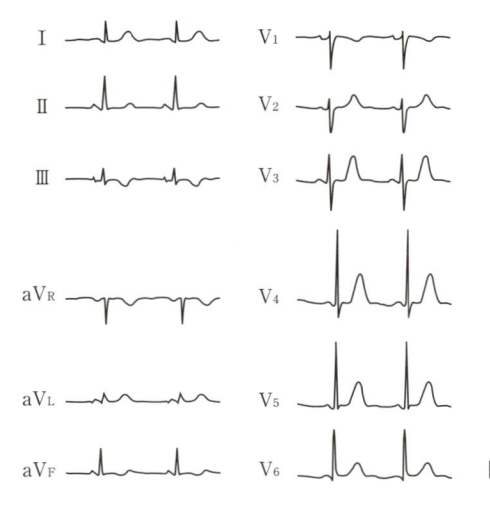

図1　胸痛消失直後

> *Key Point*：器質的疾患を見逃さないように気をつける。

☐ 器質的狭窄があれば，それ自体がただちにインターベンションの対象にならなくても，1）高血圧，糖尿病，高脂血症などの冠危険因子に対する濃厚な治療，2）抗血小板薬投与を促す情報となる。
☐ 冠攣縮の予防のために次の2つを考慮する。
  ● 禁煙指導：喫煙は血管攣縮を引き起こす因子である。
  ● 冠攣縮の特効薬であるカルシウム拮抗薬の投与。

> *Key Point*：異型狭心症を強く疑わせる症状があれば，ただちにカルシウム拮抗薬の継続投与を開始する。

☐ その理由は……
  ● 硝酸薬の頓用のみでは，専門医へのコンサルトがなされる前に重大な心事故が生じる恐れがある。
  ● カルシウム拮抗薬への反応は診断を確実にするための情報となる。
  ● カルシウム拮抗薬は使用経験が多く，安全な薬剤である。
  ● カルシウム拮抗薬は単独で十分な効果が期待できる。
☐ わが国では異型狭心症の症例が比較的多く，ある報告では以下のような結果を得ている（Nakamura et al, Circulation 1987）。
  ● 8施設349人の異型狭心症患者の98％にカルシウム拮抗薬を投与されていた。
  ● 平均3.4年の経過観察期間中，18人（5％）に21回の心筋梗塞が発症し，2人が死亡した。
  ● 心筋梗塞は90％以上の器質的冠狭窄を有する患者に多かった。
  ● 心筋梗塞は入院中あるいは発作が頻回の時期に生じた。
  ● 5人が突然死したが，有意冠狭窄（75％以上）を有するものはこのうち1人にすぎなかった。
☐ 以上のカルシウム拮抗薬が投与されている患者群におけるデータをまとめると，1）異型狭心症の予後は比較的良い，2）器質的冠狭窄があれば心筋梗塞を発症しやすいが，突然死のリスクが高くなるわけではない，ということがわかる。
☐ 発作が完全に予防されれば治療を中断できるだろうか？ 加齢とともに冠動脈が硬化すると，かえって冠攣縮が生じにくくなるらしく，カルシウム拮抗薬を止めても発作が生じなくなることがある。
☐ 一方，薬物の減量ないし中止は，強い発作のリバウンドから心筋梗塞をまねくことがある。このリスクを考慮すると，カルシウム拮抗薬をあえて完

全に中断する必要はないと考える。
- □ 労作性狭心症の標準的治療薬である β 遮断薬は，冠攣縮をむしろ悪化させるので禁忌。
- □ カルシウム拮抗薬の種類により冠攣縮の抑制効果は異なるが，シャープな効果が期待される点からアダラートLが多く用いられる（あるいは，より持続の長いアダラートCRのほうが使いやすいかもしれない）。ヘルベッサー®は不十分な効果しか発揮できないことがある。またアダラートLが使用できる症例で，あえて他のカルシウム拮抗薬を選択する理由はない。
- □ 確診された異型狭心症において，常用量のアダラートL(40mg/日)にて発作が残るときは，他剤への変更ではなくアダラートLの増量が行われることが多い。患者のコンプライアンスから(たとえば頭重感などの副作用があるとき)ヘルベッサーを用いるなら，高血圧治療における投与量の倍(6錠180mg/日)を最初から用いてよい。発作回数と発作強度の軽減は投与量に依存する。

> **メッセージ**
> 異型狭心症ではカルシウム拮抗薬(アダラートL)が第一選択薬である。異型狭心症が疑われるとき，β 遮断薬は禁忌。

●***Key Word***：胸痛，ST上昇，ST低下，異型狭心症，冠攣縮，ニトログリセリン，カルシウム拮抗薬，β 遮断薬

Case 6 運動誘発によるST上昇

症 例

- 69歳，男性。この2週間，労作時に胸痛がある。
- 図Aに示すものは，ある病院で記録した安静心電図のV_2〜V_6である。
- すぐにMasterの二階段負荷が施行されたところ，図Bのような著しいSTの上昇を伴う胸痛が出現した。

Q 診断は？ また，どのように対処すべきか？

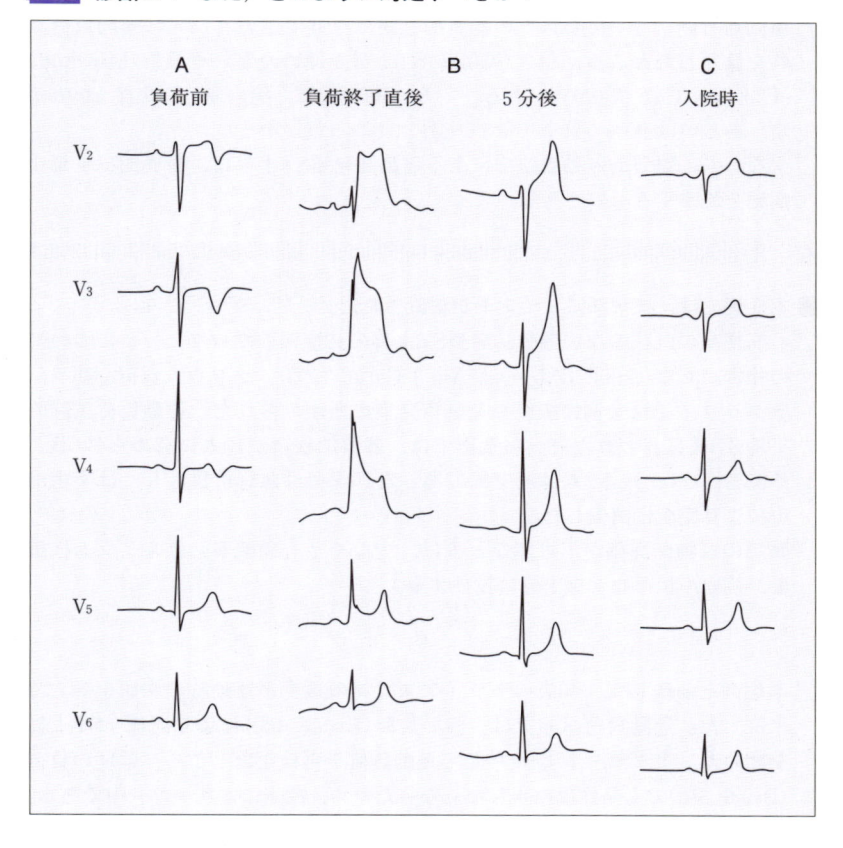

	A 負荷前	B 負荷終了直後	5分後	C 入院時
V_2				
V_3				
V_4				
V_5				
V_6				

診 断

■ 至急入院して，冠動脈造影を行ったところ，左前下行枝の近位部(#6)に99%の器質的狭窄が確認された。
■ 症状があり，かつベースラインの心電図でもT波の陰転を認めるので，運動負荷を行うこと自体リスクが大きい。少なくとも，継続的な心電図の観察が行えないMasterの運動負荷は，虚血性心疾患の可能性のあるときには適切な選択とは言い難い。

> ***Key Point***：Masterの負荷は，虚血性心疾患の可能性がほとんどない患者でのみ許容される検査であり，症状から虚血性心疾患の可能性の高い症例では原則として禁忌とすべきである。

□ 側副血行路のない99%以上の器質的冠狭窄を有する患者14人に運動負荷試験を施行したところ，13人(93%)にST上昇を認めたという報告(Miyakoda et al, Jpn Circ J 1995)がある。一方，100%閉塞，側副血行路を伴う99%狭窄，あるいは90%の狭窄ではST上昇は認められなかった。
□ すなわち，器質的冠動脈狭窄による運動誘発型ST上昇は，特異的に重篤な病態を反映するものである。

対 応

■ 本症例では，狭窄部にステントが留置された。
□ 心筋梗塞の既往のない運動誘発型ST上昇の12症例のプロフィールについての報告がある(Gallik DM et al, Am J Cariol 1993)。タリウム負荷心筋シンチグラフィでは全例に広範な運動誘発型虚血がみられた。運動負荷試験の平均8日後に行われた冠動脈造影では，器質的狭窄が10人に認められ(およそ95%狭窄)，残る2人は冠攣縮であった。虚血は血行再建もしくは薬物治療により完全に消失した。
□ 緊急の冠動脈評価が不可能なときは，少なくとも硝酸薬，カルシウム拮抗薬，抗血小板薬などを十分に投与する。

*　　　　　*　　　　　*

□ 本症例と前後して，46歳のトライアスロンの選手が運動時の胸痛を訴えて来院した。運動負荷試験では，強い負荷(Bruce 4度)により同様なST上昇を認めた。アダラート®を投与して運動負荷を再検したところ，強度の負荷(Bruce 5度)でも発作は出現しなくなったため，投薬にてフォロー中である。
□ しかし，重篤な器質的冠狭窄の可能性があるST上昇患者にカルシウム拮抗薬を投与して負荷を繰り返すことは危険性が高く，通常は避けるべきかも

しれない。しかし，経験の豊かな者なら，ST上昇の時間的経過から器質的狭窄と冠攣縮のいずれが虚血の主たる機転かを推測できる。
- [ ] 冠攣縮性狭心症はどのくらいの割合で運動負荷試験により誘発されるだろうか？　わが国の報告(Yamakado et al, Coron Artery Dis 1996)では67人の異型狭心症のうち，トレッドミル負荷試験では19%，エルゴメーター(自転車)負荷試験では9%と，誘発率にははっきりとした差がみられた。つまり運動のタイプによって冠攣縮の出現頻度は異なる。
- [ ] ところで，臨床症状から冠攣縮性狭心症が明らかである場合にも冠動脈造影は必要だろうか？　安静時にST上昇を伴う胸痛発作があり，典型的な異型狭心症と思われる患者でも，実は器質的狭窄を伴うことが少なくない。
- [ ] 国外のデータでは，入院中にST上昇の発作から異型狭心症と診断された162人のうち84人に2枝以上の器質的狭窄を認めたという(Rovani D et al, J Cardiol 1997)。患者の背景や人種差を考慮すると，わが国の異型狭心症症例の動脈硬化性病変の頻度はこれよりも低いものと推測されるが，カルシウム拮抗薬に加えて，脂質や血圧の管理をどの程度濃厚に行うかを判断するための情報としても，冠動脈造影は必要であろう。
- [ ] カルシウム拮抗薬が奏功しても，器質的狭窄の検索を行う。

> **メッセージ**
> 運動誘発型ST上昇は，重篤な器質的冠動脈狭窄によるものとみなし，緊急入院が原則となる。

●***Key Word***：陰性T波，ST上昇，異型狭心症，Masterの負荷試験，トレッドミル，エルゴメーター，カルシウム拮抗薬

Case 7 運動負荷で胸部違和感とST低下がみられた

症例

- 68歳，男性。労作時に軽い息切れがある。
- 保険組合の検診センターにおいて，安静時心電図異常として運動負荷試験が施行された。負荷時には胸痛はないものの，日頃感じているような胸部違和感とともにST部分の低下が認められた。

Q 動脈硬化性冠動脈疾患と断定してよいだろうか？

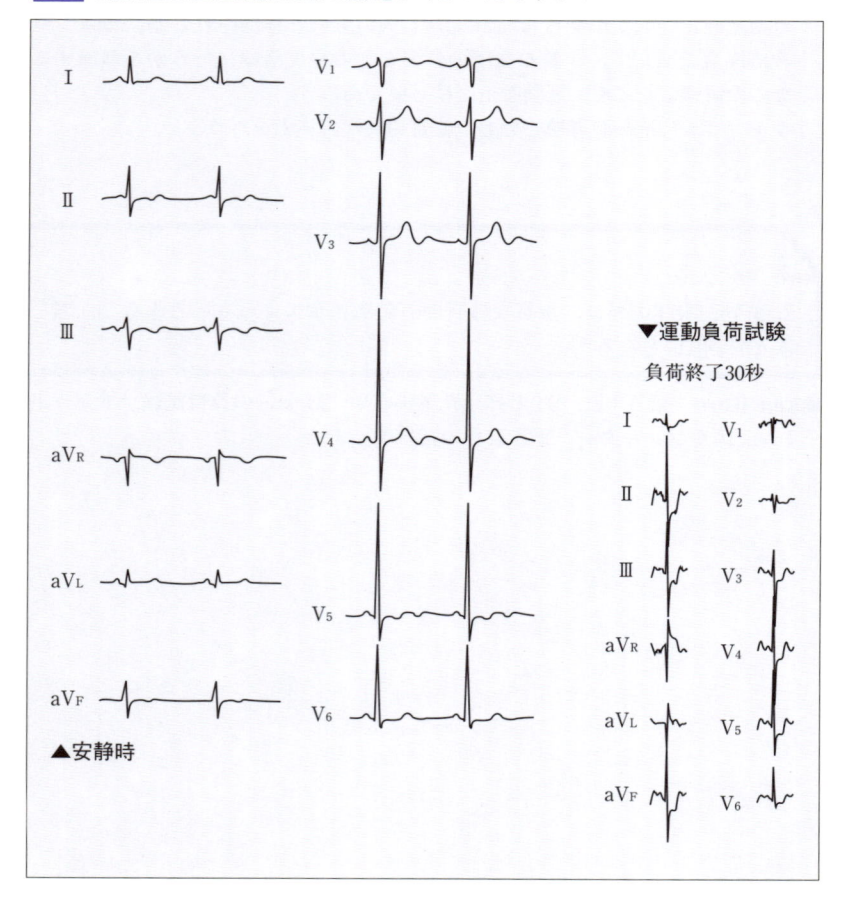

▲安静時

▼運動負荷試験
負荷終了30秒

診　断

■ 心エコーにて大動脈弁狭窄（aortic stenosis：AS）であることがわかった。また，ドップラーによる圧較差は60mmHg，左室肥大もあった。
□ 左室肥大でも非特異的な場合でも，ベースラインの心電図でST低下を認めるときは，運動負荷によるST低下が生じやすい。
□ ただし本症例に負荷をかけた段階では冠動脈狭窄の合併は否定できないし，ASによる機能的な虚血の関与も否定できない。
□ 大動脈弁狭窄は稀ならず遭遇する疾患である。先天的な弁形成異常によるものは若年者にも見つかるが，一般に高齢者に多い。

対　応

■ 本症例に対して非侵襲的な検査である心エコーを施行せずに運動負荷をかけたことは，危険をおかしたことになり，不適切なアプローチと思われる。
□ 大動脈弁狭窄症，肥大型閉塞性心筋症，不安定狭心症に対する運動負荷試験は原則的に禁忌である。

> *Key Point*：ベースラインでST-T変化を認めるときは，運動負荷の前にまず心エコー。

□ 大動脈弁狭窄・大動脈閉鎖不全の症例のフォローは，
　● 心エコーにて定期的に左室径を追う。
　● 薬物治療は有効性が低い。
　● 心不全などの症状が出現する前に手術を考慮する。
　● 症状が出現している症例では手術を急ぐ。
□ 薬物治療はメリットが少ない。とくに治療を行わずに狭窄の程度と左室の大きさを測定し，左室径の拡大がみられるようになれば外科的治療を行うのが一般的である。

> *Key Point*：1）大動脈弁疾患では薬物治療の意義は少ない。
> 　　　　　　2）症状が現れてからの大動脈弁狭窄は予後が悪い。

□ 不可逆的な心筋障害が出現してからは術後の予後が悪いので，余力のあるうちに手術に踏み切るのが望ましい。心エコーのデータがどれくらいになれば手術の適応になるかは，考え方によってまちまちである。正常値を逸脱しているときは，すみやかに専門医にコンサルトする。
□ 中等度のAS（弁口面積0.7〜1.2cm^2）を有し，カテーテル検査後半年以内に手術に踏み切らなかった患者の経過を追った報告がある（Kennedy KD et al, J

Am Coll Cardiol 1991）。対象の66人中14人（21%）は弁膜症を原因として死亡し，21人（32%）はのちに弁置換が行われた。
- □ では，弁置換を行うと予後は改善するであろうか？ 米国のデータでは，以前（1970年頃）のAS手術症例ではNYHA Ⅲ度以上が87%を占めていたが，1990年に近づくと62%に低下していた（Lund O, Circulation 1990）。そのため，年齢は若干上昇していたにもかかわらず，5年生存率は70%から90%に向上している。
- □ 有意な圧較差（＞50mmHg）があり，自覚症状あるいは心拡大の進行を伴えば，手術適応についてコンサルトする。
- □ 失神や心不全症状が出現すると，比較的短期間で増悪したり致死的となりうる。症状がある症例では，とくに手術を急ぐ。
- □ ASではなぜ失神することがあるのだろうか？ 活動度が高まったとき心室内圧の上昇を圧受容体が感知するために，反射性に血管拡張が生じて血圧が一気に低下する。こういう失神では，転倒して顔面外傷などを認めることがある。単なる立ちくらみとは異なり，危険性が高い。

メッセージ

大動脈弁疾患のフォローは専門医にまかせるのが現実的。

●**Key Word**：運動負荷，ST低下，大動脈弁狭窄症，弁口面積，失神，心不全

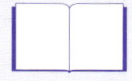

診療のヒント
ST-Tの考え方

□ 安静心電図でST-T変化（とくにST低下）があるからといって，すぐに冠動脈疾患と決めつけるのは早計である。

□ 典型的な狭心症はないが，安静時心電図でST低下を認める患者に冠動脈造影を行えば，年齢やリスクファクターに応じてそれなりの確率で器質的冠動脈病変が見つかる。

□ しかし，このことは安静時のST低下が虚血によってもたらされていることを証明しているわけではない。なぜなら，安静時にSTが低下するためには，かなり高度な冠動脈狭窄（できれば多枝病変）が必要であり，たまたまカテーテル検査を行ったためにみつかった軽度の病変で説明することは難しい。

□ 安静時のST低下はおもに，
- 非特異的なST-T変化
- 左室肥大に関連する疾患
- 重篤な冠動脈病変

を考慮すべきであり，軽症の冠動脈病変によるものとは考え難い。

□ 重篤な冠動脈病変は狭心症症状も典型的となりやすく，かつ運動耐容能も明らかに低下してくる。ただし，胸痛ではなく息切れとして出現することも多い。逆に考えると，無症状で運動耐容能が高い者に認めた安静時のST低下は，緊急の対処を要さないことが多い。

□ 安静時狭心症＋ST低下のリスク

入院12時間以内に安静時に狭心症状があり，かつ心電図変化を認めた12,142名のデータ（Svonitto S et al, JAMA 1999）をまとめる。

	占有率	30日以内の心筋梗塞の発症
● T波の陰転あり	22%	5.5%
● ST上昇のみ	28%	9.4%
● ST低下のみ	35%	10.5%
● ST上昇＋ST低下	15%	12.4%

心筋梗塞への移行を回避するための治療が行われた結果の数値であるが，ST上昇とST低下の混在する症例の重症度が高いことが示唆される。

Case 8 風邪と思っていたが,胸部痛が生じた

症 例

- 34歳,男性。1週間前から感冒様症状(せき,鼻水)があり,市販の風邪薬を服用している。
- 今日になって前胸部痛が出現したため来院。胸部痛は体位や呼吸により変化する。我慢できないほどの痛みではない。
- 体温37.8℃,血圧132/80mmHg,脈拍78/min,聴診上は異常所見を認めない。

Q 診断は? また,どのように対処するか?

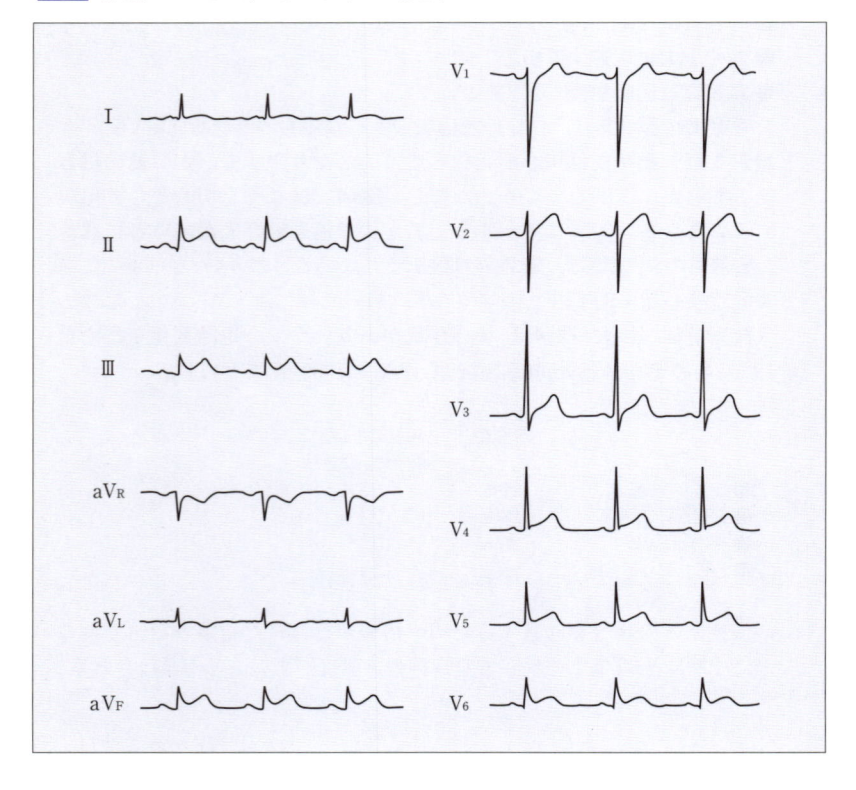

診 断

- 急性心膜炎と診断した。
- 心電図ではⅠ，Ⅱ，Ⅲ，aV_F，V_2～V_6誘導に広範なST上昇を認め，急性心膜炎がもっとも疑われる。
- 感冒様症状が先行していること，発熱があること，体位や呼吸により変動する胸部痛であることなども急性心膜炎に矛盾しない。
- 心エコーでは心筋の収縮は良好だったが，echo free space を認めた。

> ***Key Point***：冠動脈疾患では説明しにくい中等度（＜0.4 mV）以下のST上昇を広範囲の誘導に認めたら，心膜炎を考える。

- □ 急性心筋梗塞との相違はST上昇が凹型であることが有名であるが，あまりあてにはできない。むしろaV_R，V_1誘導を除く広範な誘導にST上昇がみられることが特徴である。PR部分の低下が80％にみられるとされるが，この心電図では顕著でない。異常Q波はおおむねみられない。
- □ しかし，このような心電図異常は正常亜型（normal variation）である早期再分極に似ている。どうやって区別するのだろうか？
- □ 1枚の心電図では断定し難いので，経時的な心電図の変化によって診断を確定する。
- □ さらに，急性心膜炎の症状は，心筋梗塞に比べるとおとなしい。
- □ 心電図のST上昇は心膜に由来するものではない。心外膜直下の心筋の炎症によるものである。したがって心電図上ST上昇の認められる急性心膜炎は，正確には心筋心膜炎と考えられる。つまり，心筋炎と心膜炎は心房細動と心房粗動のように中間型があり，両者の間に厳密な一線を引くことはできない。
- □ 心筋炎では広範な心筋が障害されているのに対し，心膜炎では心筋障害は軽微で，心膜への炎症の波及が主体である。
- □ ウイルス感染のみならず，結核菌などの細菌，およびマイコプラズマなど様々な微生物が原因となる。さらに心筋梗塞，腫瘍，放射線被曝など微生物によらない原因もある。
- □ 心膜炎はおおむね自然に治癒する疾患であるため，その頻度を知ることは難しい。胸痛を訴えて受診した204人のうち，9人が心膜炎であったという報告がある（Launbjerg J et al, Cardiology 1996）。
- □ 炎症が落ち着くと，心筋の炎症の名残りとしてT波の陰転が認められることが多い。これらの所見は虚血とは異なる。

対　応

■ 本症例は消炎鎮痛薬と安静のみにて1週間で退院となった。
□ 心エコーを行い，心膜液の程度を把握する。
□ 心膜液が軽度であれば，安静と疼痛管理を行う。通常はアスピリン程度で十分である。
□ 原因の検索を行う。多くは基礎疾患がなく，原因不明のことが多い(特発性心膜炎)。
□ 膠原病，結核，薬物などの検索以外に念のためウイルス抗体(コクサッキー，エコー，インフルエンザ，アデノ，ムンプスなど)の測定も行う。ただしウイルスについてはpaired血清で変化があっても，それが心膜炎の原因であるとは確定できない(感染したことを意味するだけで，心膜炎の原因と断定できない)。
□ 症状が消失し，炎症所見が陰転化すればとくに問題とはならないが，30%程度の症例では再び同様の症状が再発することがある。この原因は不明である。

> **メッセージ**
> ST上昇を伴う胸痛はあるが，余裕のある顔をしているときは，急性心膜炎を疑う。

● ***Key Word***：心膜炎，ST上昇，心筋梗塞，ウイルス感染，早期再分極

Case 9 若年者のST上昇

症例

□ 22歳，男性。会社の検診にて心電図異常の指摘があった。
□ とくに症状もなく，なぜ精査を勧められるのか不思議に思っている。

Q この心電図異常の診断と，その意義は？

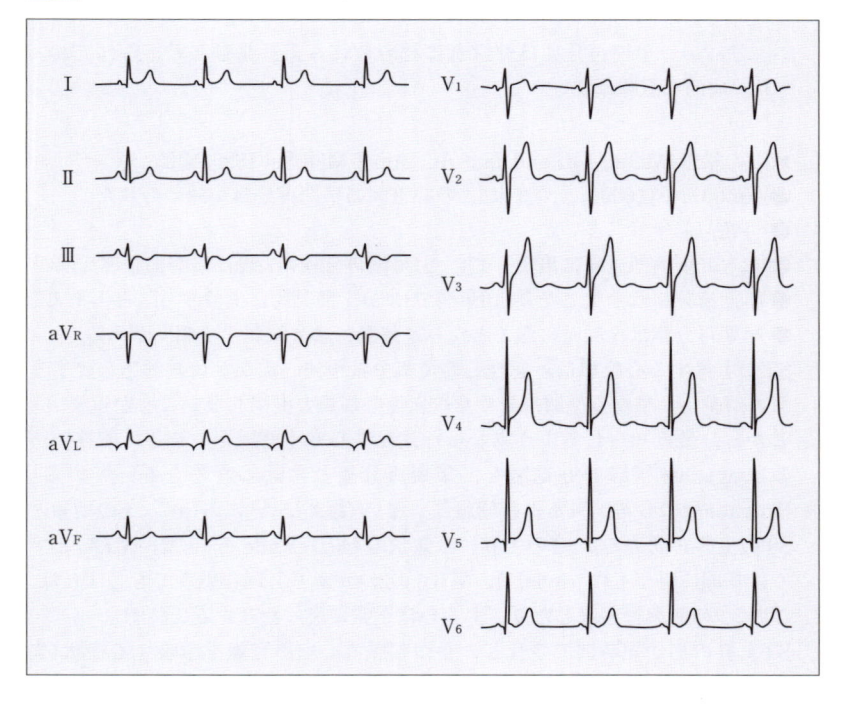

診　断

■ 早期再分極(early repolarization)である。精査および経過観察は不要。
□ 早期再分極は次のような特徴をもつ。
　● ST junctionにおける1〜4mmのST上昇
　● 上に凹のST上昇
　● QRS後半成分のノッチ
　● STが上昇している誘導ではT波も増高
□ しかし，早期再分極はこれらのクライテリアを厳密にあてはめて診断するものではない。病的ではないと思われるST上昇に対する，いわば便宜的な診断名である。

> *Key Point*：早期再分極は健常者に認められる正常亜型と考えられており，病的な意味はない。

□ 最近の報告(Mehta MC and Jain AC, Am J Med Sci 1995)では，
　● 60,000人中に600人，つまり1%の心電図に早期再分極が認められた。
　● 男性，若年者に多い。
　● おもに前胸部誘導に出現していた(早期再分極の73%は前胸部誘導)。
　● 早期再分極は消失したり(10年間で18%)，間欠的に出没することもある。
　● 早期再分極は徐脈時に顕著となり，運動により減弱する傾向がある。
□ STが上昇する心疾患は，急性心筋梗塞や異型狭心症など比較的急を要するものが多い。単なる早期再分極を虚血性心疾患と混同しないことが重要。
□ しかし，最近知られるようになった致死性心室不整脈を生じる可能性のあるBrugada症候群の心電図も，早期再分極と共通した姿をもっている。Brugada型の心電図異常は右側胸部誘導(V_1およびV_2)において，r'の増強とSTの上昇を認める。STの上昇には鞍状のもの(saddle back型，図1A)とすぐに基線に戻るもの(coved型，図1C)の2つがあり。同一患者でもしばしば，この2つの間を行き来したり，あるいは正常に戻ったりする(図1B)。
□ ST上昇の形が短時間で変化し，かつ頻脈性心室不整脈を示唆する症状(失神，めまい)があれば，専門医へのコンサルトが望ましい。

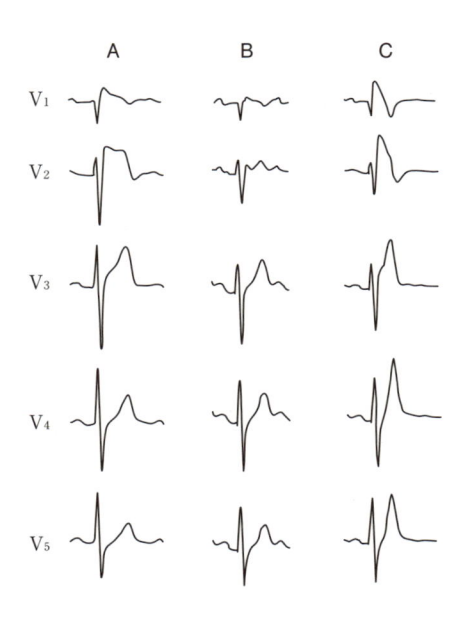

図1　Brugada型心電図

> **メッセージ**
> 若年男性のST上昇は早期再分極が多い。

● ***Key Word*** : 早期再分極, ST上昇, 急性心筋梗塞, 異型狭心症, Brugada症候群

Case 10 平坦なT波

症例

- 58歳，女性。生来健康。
- ある検診センターの脳ドックを受診したところ，「平低T波を認めるので，冠動脈疾患の精査を受けること」という指示があった。
- 去年も同じようなコメントを見たように記憶するが，体調が悪いわけでもないので無視していた。

Q 心電図所見は精査を必要とするものか？

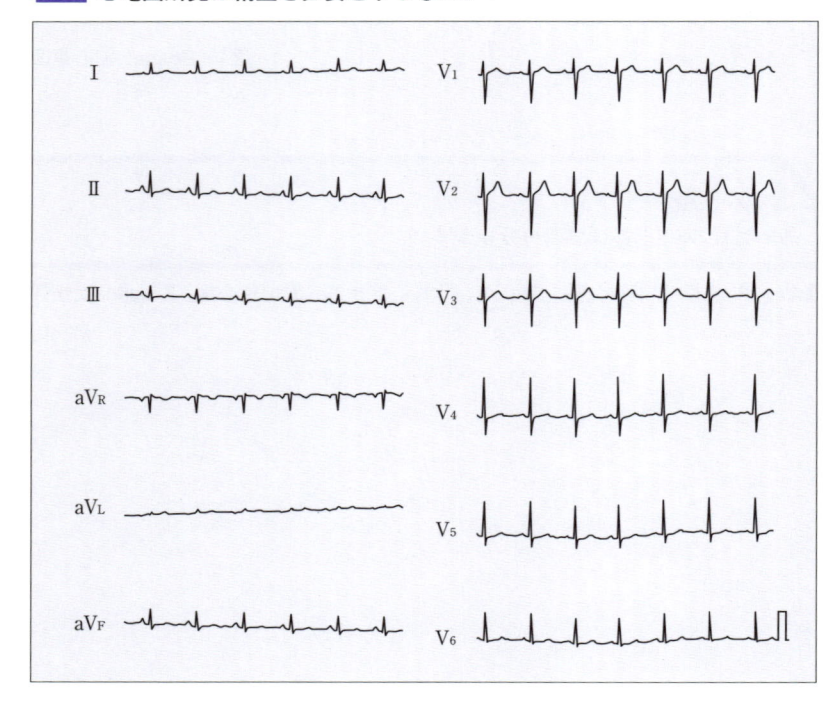

診 断

- Ⅰ～Ⅲ，aV_F，V_4～V_6と広範な誘導でT波が低いと一般には解釈されている。しかし，平低T波の定義はT波高がR波高の1/10以下のものをいう。したがって，R波高が10mm以下の場合は，平低T波自体が診断できない。本症例の場合，「V_4～V_6で平低T波を認める」というのが心電図的解釈である。
- 念のため運動負荷試験を施行したが陰性であったため，それ以上の検査は行わなかった。
 - 心筋梗塞や重症の冠動脈狭窄を有さない患者において，安静時の心電図から虚血性心疾患を診断することはほとんど不可能である。
 - とくに，T波の高さから冠動脈疾患に関して信頼できる情報を得ることはないので，平低T波をもって精査を勧める根拠とはならない。
 - 平低T波をきたす病態として，以下の病態が挙げられるが，特異性は低い。
   - 低カリウム血症
   - 心膜液貯留
   - 甲状腺機能低下症

> **Key Point**：平低T波は，むしろ健常心で認められることのほうが多い。

- 最近のコンピュータ診断機能をもつ心電図で平低T波を指摘された無症状の200人に運動負荷を行ったが，心電図診断として陽性とされたのは6人のみであった。いずれも狭心症に典型的な症状はなかった。負荷時間やT波変化の回復の様子からも偽陽性ときめつけにくい3人では，心筋シンチグラフィを施行したが，いずれも有意な所見はなかった。同じような試みを欧米で行えば，もう少し冠動脈疾患が検出されるかもしれない。しかし，それでもT波の平低を認めない対象群とあまり差はないものと推測する。
- 本症例でも，本来は運動負荷を行う適応は低い。

> **メッセージ**
> 平低T波のみなら虚血性心疾患を疑わせるものではない。運動負荷も不要。

● ***Key Word***：平低T波，低カリウム血症，心膜液貯留，甲状腺機能低下症，冠動脈疾患

Case 11 巨大陰性T波がみられる心疾患は？

症例

- 49歳，男性。定期検診の心電図にて巨大陰性T波が指摘された。
- 前年の心電図は正常であった。
- 心エコーでは顕著な変化は指摘できなかった。

Q 次に行うべき検査は何か？

◀前年の心電図

今年の心電図▶

診　断

■ MRIにより局所の心室肥大を検索したところ，図1のような心尖部に局在する肥大が確認されたため，心尖部肥大型心筋症と診断された。

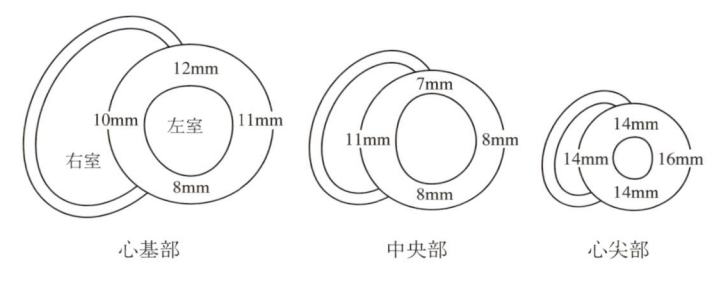

```
      12mm                    7mm                    14mm
  10mm  左室  11mm        11mm      8mm         14mm     16mm
   右室                                              14mm
       8mm                    8mm

     心基部                   中央部                  心尖部
```

図1　MRIの結果わかった心尖部肥大

□ 巨大陰性T波をもたらす病態は，
　● 心尖部肥大型心筋症
　● 心筋梗塞：心尖部に限局したakinesis（壁運動の消失）を呈するものが多い
　● QT延長症候群
　● 脳血管障害
　などが考えられるが，頻度としては前2者が多い。
□ 心尖部肥大による巨大陰性T波は1～3年のうちに出現することがある。通常，突然の心電図変化は虚血性心疾患によるものが多いが，一部の心筋症でも同様の現象はみられる。

Key Point：心尖部肥大は心エコーでは評価しにくい。

□ 鑑別にはまず心エコーを施行するのが常道だが，ルーチンの心エコーが正常でも，心尖部肥大型心筋症は否定できない。
□ 本症例でも，心エコーでは正常な左室壁厚，正常左室径，および正常な壁運動というレポートが返ってきた。
□ MRIは心臓の形態評価に有用な検査であるが，まだ日常的なサービスとはなっていない。現実には，経胸郭的心エコーをできるだけ懇切に行うことによって診断精度の向上につとめるしかない。経食道心エコーは心尖部の評価には適していない。
□ 心臓カテーテル検査で冠動脈の評価を行えば精査は完結するが，心筋肥大と心電図変化との対応が確認されれば心臓カテーテルは必須とはいえない。ただし，冠危険因子や自覚症状によっては選択が異なる。

対 応

■ β遮断薬を投与して経過観察中である。

□ 心筋症の一部はカテコラミンが促進因子と考えられているので，β遮断薬が投与されることがある。また，ACE阻害薬，陰性変力作用のあるカルシウム拮抗薬(ワソラン®)，リスモダン®なども試みられている。

> **メッセージ**
> 左室流出路の閉塞のある肥大型心筋症(閉塞性肥大型心筋症)では薬物治療や非薬物治療が避けられないが，無症状の心尖部肥大型心筋症における薬物治療のメリットの有無はわかっていない。

● *Key Word*：巨大陰性T波，心尖部肥大型心筋症，MRI，心筋梗塞，QT延長症候群，脳血管障害，β遮断薬，ACE阻害薬，カルシウム拮抗薬，リスモダン，閉塞性肥大型心筋症

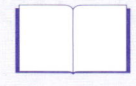

診療のヒント
心臓の肥大と心電図異常

□ 肥大は心尖部あるいは心基部に局在するものもあれば，心室全体が肥大するものもある。こうした肥大のタイプは心電図のT波の形態からおおよそ推測することができる。すなわち，V₃〜V₆にかけて大きな陰性T波を認めれば心尖部肥大，V₂やV₃に高いT波があれば心基部肥大が予想される(Usui M et al, Am Heart J 1993)。

□ 実際の心電図例を示す。

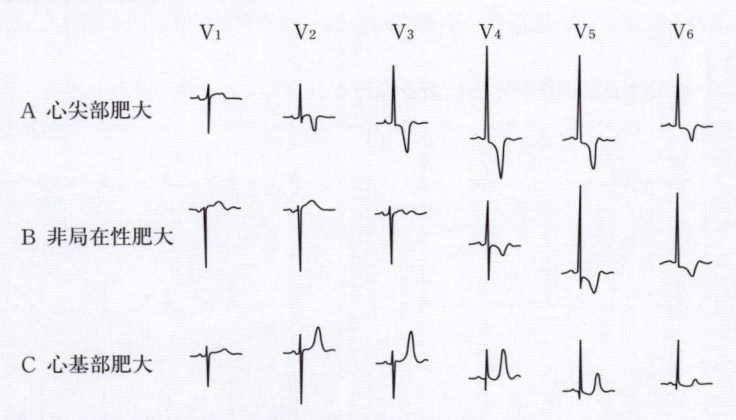

	V₁	V₂	V₃	V₄	V₅	V₆
A 心尖部肥大						
B 非局在性肥大						
C 心基部肥大						

□ 以前は肥大型心筋症の心電図変化はしばしば虚血性心疾患と取り違えられた。最近でもときに虚血性心疾患として治療が行われていることがある。肥大型心筋症は予後の面からはリスクの低いものが多いが，そのなかでも閉塞型への移行が危惧されるものや，拡張型へ進行するもの，家族歴に突然死のあるもの，ホルター心電図で心室頻拍のあるものには注意を要する。

□ 同時に，虚血性心疾患の診断のもとに不適切な治療が行われることを避けるためには，運動負荷試験や心エコーを用いた初期評価が大事になる。

Case 12 陳旧性心筋梗塞が疑われるが，Q波がない

症例

- □ 62歳，男性。この2週間ほど軽い胸部圧迫感が生じることがある。
- □ 高脂血症や高血圧などの冠危険因子はないが，13年前に心筋梗塞の診断のもとに入院したことがあるという。
- □ この心電図には，陳旧性心筋梗塞につきものの異常Q波は認められない。

Q 陳旧性心筋梗塞が本当にあるのだろうか？

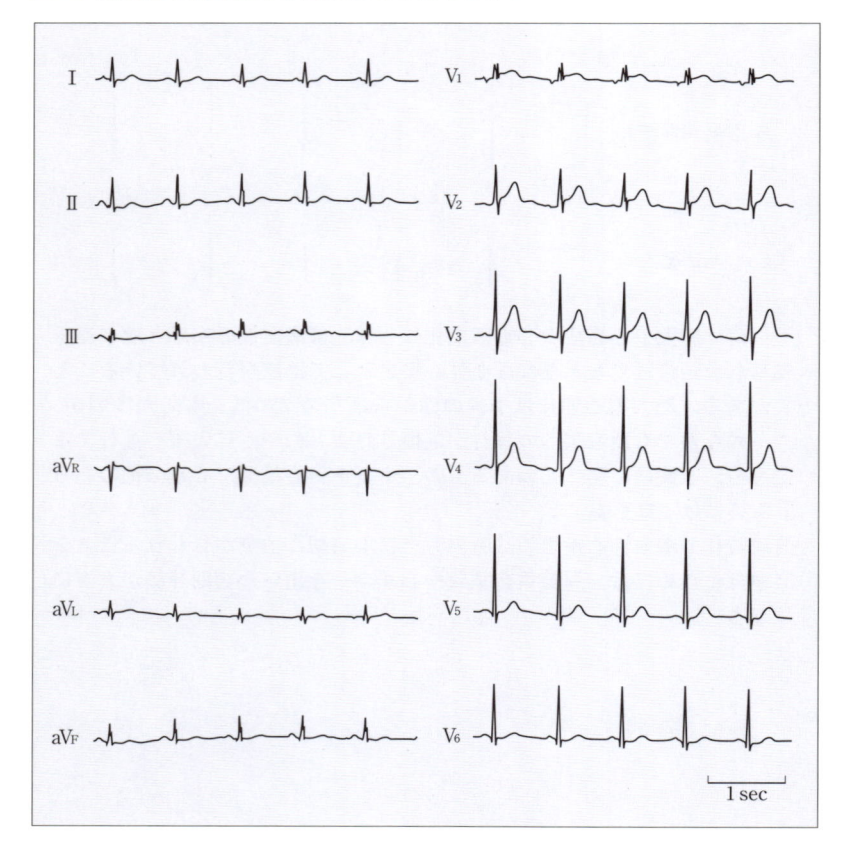

診　断

- 心筋梗塞の既往があるようだ。
- V_1, V_2のR波が高く（R/S＞1），かつ上向きのT波がある。これは高位後壁梗塞に合致する心電図所見といえる。
- 本症例は，当時の冠動脈造影から左回旋枝の閉塞による高位後壁梗塞ということがわかった。ただし，冠動脈の分布には個体差が大きく，後壁梗塞は右冠動脈の閉塞によっても生じる。

Key Point：後壁の梗塞をストレートに検出する誘導はない。

- □ 前壁の陳旧性心筋梗塞では，前壁に対応する右胸部誘導に異常Q波が現れるし，下壁の陳旧性心筋梗塞ではいわゆる下壁誘導であるⅡ，Ⅲ，aV_Fに異常Q波が出現する。
- □ ところが後壁に対応する誘導は存在しないので，この領域の梗塞では直接に陰性T波や異常Q波を検出することができない。
- □ そこで，異常Q波や陰性T波（いわゆる冠性T波）を対側性変化として検出するために，右胸部誘導の電位が利用される。
- □ 実は，純粋な後壁梗塞はあまり多くはない。大半は下壁梗塞や側壁梗塞に合併する。
- □ 後壁梗塞以外にもV_1で大きなR波（あるいはR'波）が認められることがある。たとえば，次の場合である。
  - ● 右室肥大
  - ● WPW症候群
  - ● 非特異的な反時計回転
  - ● 右胸心
  - ● 右脚ブロック
- □ では，陳旧性心筋梗塞のような心筋の壊死を伴う病態を強く疑うための積極的なヒントはないのだろうか？
- □ QRSのなかにノッチが見られるときは，陳旧性心筋梗塞のような器質的心筋病変を伴う可能性が高い。この心電図でもⅢ，aV_F，V_1に多少のギザギザが混入している。
- □ また，Q波にしろ，本症例のV_1におけるR波にしろ，その幅も重要となる。40msec以上あれば，梗塞が関与している可能性が高い。
- □ どの部位の梗塞にしても，見かけ上の異常Q波と心筋梗塞による本物の異常Q波を鑑別する必要がある。そのときにヒントになるのが QRSのノッチおよび Q波の幅（40msec以上）である。

> **メッセージ**
> QRSにギザギザがあり，Q波やR波の幅が広く見えれば，心筋梗塞のような器質的心筋病変がある可能性が高い。

●***Key Word***：心筋梗塞，異常Q波，陰性T波，冠性T波，右室肥大，WPW症候群，右脚ブロック

メモ：シンドロームX

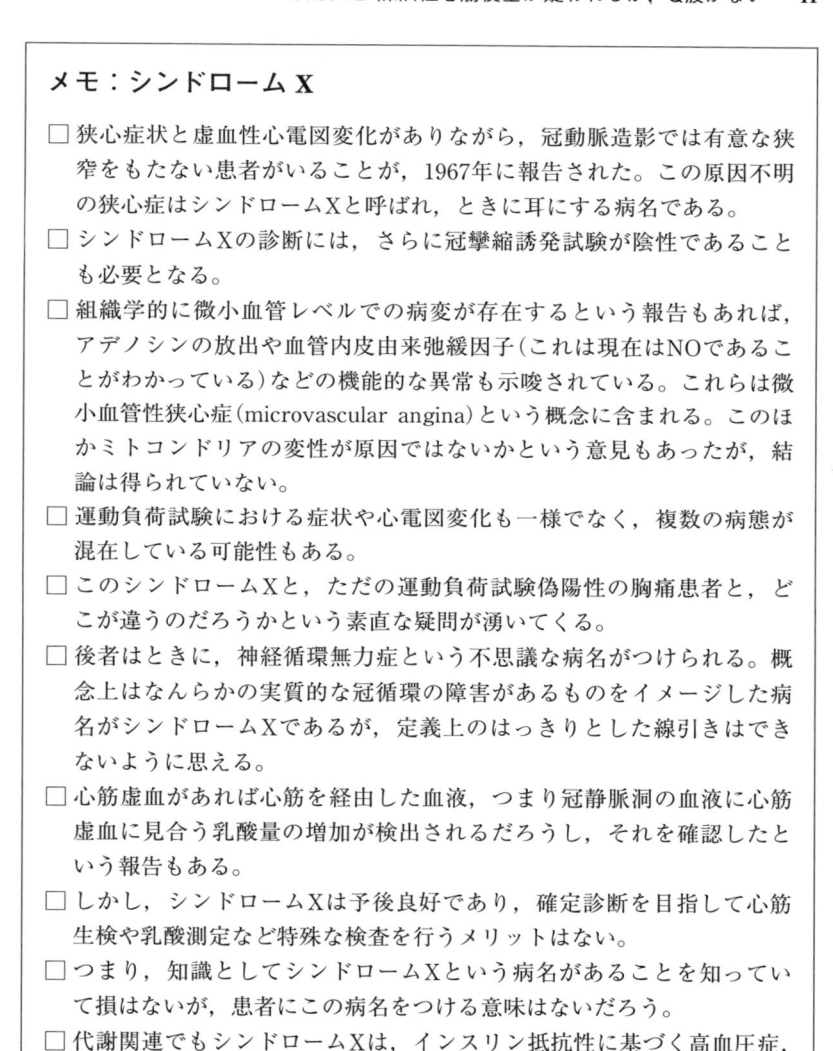

- 狭心症状と虚血性心電図変化がありながら，冠動脈造影では有意な狭窄をもたない患者がいることが，1967年に報告された．この原因不明の狭心症はシンドロームXと呼ばれ，ときに耳にする病名である．
- シンドロームXの診断には，さらに冠攣縮誘発試験が陰性であることも必要となる．
- 組織学的に微小血管レベルでの病変が存在するという報告もあれば，アデノシンの放出や血管内皮由来弛緩因子（これは現在はNOであることがわかっている）などの機能的な異常も示唆されている．これらは微小血管性狭心症(microvascular angina)という概念に含まれる．このほかミトコンドリアの変性が原因ではないかという意見もあったが，結論は得られていない．
- 運動負荷試験における症状や心電図変化も一様でなく，複数の病態が混在している可能性もある．
- このシンドロームXと，ただの運動負荷試験偽陽性の胸痛患者と，どこが違うのだろうかという素直な疑問が湧いてくる．
- 後者はときに，神経循環無力症という不思議な病名がつけられる．概念上はなんらかの実質的な冠循環の障害があるものをイメージした病名がシンドロームXであるが，定義上のはっきりとした線引きはできないように思える．
- 心筋虚血があれば心筋を経由した血液，つまり冠静脈洞の血液に心筋虚血に見合う乳酸量の増加が検出されるだろうし，それを確認したという報告もある．
- しかし，シンドロームXは予後良好であり，確定診断を目指して心筋生検や乳酸測定など特殊な検査を行うメリットはない．
- つまり，知識としてシンドロームXという病名があることを知っていて損はないが，患者にこの病名をつける意味はないだろう．
- 代謝関連でもシンドロームXは，インスリン抵抗性に基づく高血圧症，高トリグリセリド血症などの病態を示す用語として用いられている．混同しやすいこともあり，この用語は用いないほうが無難．

Case 13　Ⅲ誘導にQ波がみられる

症　例

- □ 40歳，男性。生来健康。
- □ 検診にて異常Q波を指摘された。
- □ 異常Q波は陳旧性心筋梗塞に伴って認められることが多いが，本症例では心筋梗塞に該当するようなイベントはなかった。

Q 無症候性の陳旧性心筋梗塞と考えてよいか？

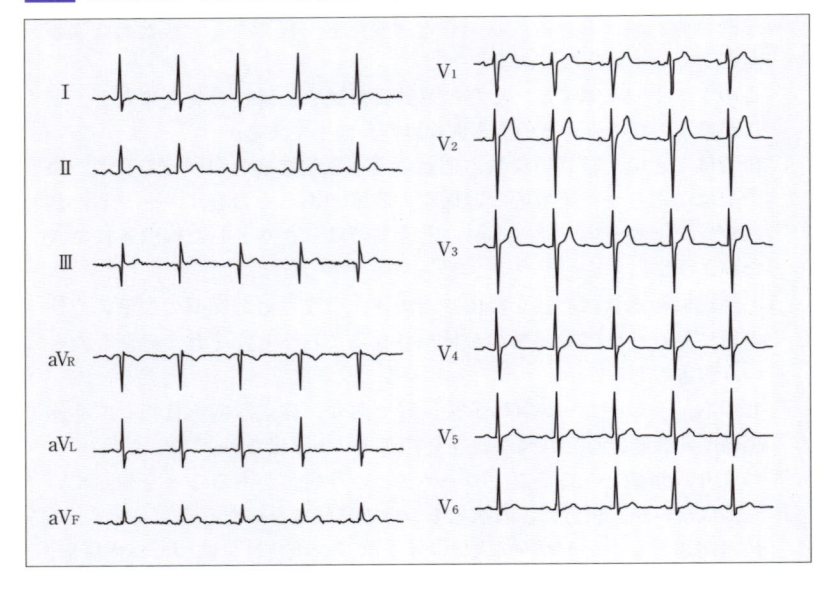

診 断

■ 大きなQ波がⅢ誘導に認められるが，これは正常所見であり，精査は要さない。
□ 異常Q波は発症後時間を経た心筋梗塞を特徴づける所見であるが，ほかにも様々な病態において出現する（次ページの表1）。

> ***Key Point***：異常Q波（R波の1/4以上の深さ，かつ1mm以上の幅）の意義は，誘導により異なる。

□ Ⅲ誘導は，正常でもQ波が出現しやすく，本症例のようにかなり深く（6mm以上）なることもある。
□ ときにⅢ誘導のみでなく，aV_F誘導にもQ波を認めることがあるが，
　● 比較的尖鋭なQ波
　● T波の逆転がない
　の2項目があれば，陳旧性心筋梗塞の可能性は低くなる。
□ ところが，Ⅱ誘導にQ波がある場合は大きく異なる。このⅡ誘導のQ波は，深さは深くなくても，幅が40msec以上あれば，ほぼ確実に下壁梗塞が認められる。
□ したがって，Ⅲ，aV_F誘導のQ波は特異度が小さく，Ⅱ誘導のQ波の幅に特異度が高いといえる（一般的に，異常Q波としての異常の度合いは，深さよりも幅に重点を置く）。
□ これと同じことが，aV_L誘導のQ波にもあてはまる。Ⅰ誘導に幅の広いQ波がなければ，正常亜型と考えてもよい。
□ とはいえ，念のために心エコーを行うと，上記の判断基準からは陳旧性心筋梗塞は否定的であっても，下壁の菲薄から陳旧性心筋梗塞の存在が示唆されることもないではない。このような症例では，梗塞部位が経年変化によりかなり萎縮して障害領域が小さくなっている。
■ 本症例の心エコーは正常であった。

> **メッセージ**
> Ⅲ誘導のみのQ波は無視する（aV_Lも同様）。

●***Key Word***：異常Q波，陳旧性心筋梗塞

表1 異常Q波が出現する誘導と鑑別診断（陳旧性心筋梗塞を除く）

A．I，aV_L，V_4〜V_6の異常Q波
- ● 解剖学的な異常
    - 右胸心
    - 左側気胸
    - 漏斗胸
- ● 肥大・拡張・心筋変性
    - 右室負荷
    - 心筋症(中隔肥厚のあるもの)
    - 心筋炎
    - サルコイドーシスなどによる心筋変性

B．V_1〜V_3の異常Q波
- ● 健常者(V_1〜V_2がQSパターンのことがある)
- ● 解剖学的な異常
    - 左側気胸
    - 漏斗胸
    - 肺気腫
- ● 肥大・拡張・心筋変性
    - 左室肥大
    - 右室負荷(たとえば肺塞栓症)
    - 心筋症
    - 心筋炎
    - アミロイドーシスなどによる心筋変性
- ● 刺激伝導系の関与するもの
    - 左脚ブロック(左脚前枝ヘミブロックも含む)
    - WPW症候群(中隔に副伝導路があるもの)

C．II，III，aV_Fの異常Q波
- ● 解剖学的な異常
    - 左側気胸
    - 漏斗胸
- ● 肥大・拡張・心筋変性
    - 右室負荷(とくに肺塞栓症のSIQIIIパターン)
    - 心筋症
    - 心筋炎
    - 続発性心筋疾患
- ● 刺激伝導系の関与するもの
    - 左脚ブロック
    - WPW症候群(後壁に副伝導路があるもの)

Case 14 女性患者の運動負荷試験

症例

- □ 58歳，女性。数年前から外出時に胸部不快を自覚するようになった。
- □ 労作との関連ははっきりしない。糖尿病や高脂血症などの冠危険因子はないが，ある病院で運動負荷陽性の冠動脈硬化症と診断され，心臓カテーテル検査を勧められた。そこでセカンド・オピニオンを求めて来院。
- □ トレッドミル運動負荷試験の記録を示す。Bruceのプロトコールでステージ3（時速5.5km/hr，傾き6.3%：総運動時間は8分）まで完了。この年齢の女性にとって，これは十分な負荷量であり，最高心拍数は138/minにまで達した。
- □ 心電図左は負荷前，右は負荷後1分30秒の記録。運動中に胸痛や明らかなST部分の変化は認められなかったが，負荷終了後に下向き（down-slope型）のST低下が出現している。

Q 運動負荷試験の所見は動脈硬化性冠病変を示唆しているだろうか？

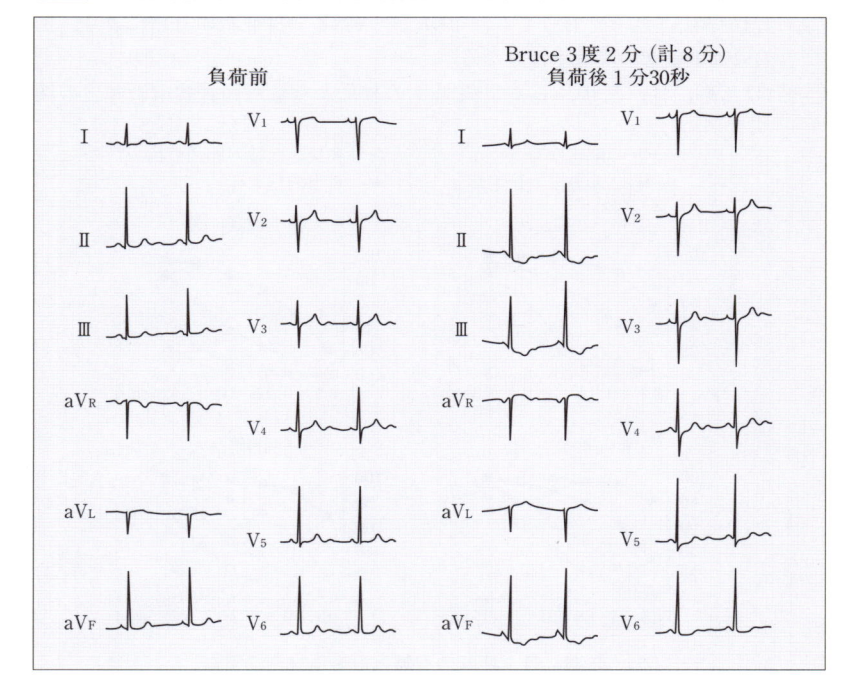

負荷前　　　　　　　　　Bruce 3度2分（計8分）
　　　　　　　　　　　　　負荷後1分30秒

診　断

■ 動脈硬化性冠病変の可能性は低い。

> ***Key Point***：運動耐容能が高ければ，器質的冠動脈狭窄の可能性は低くなる。

対　応

■ 以下の点で動脈硬化性心筋虚血は否定的である。
- ● 症状が労作と関係していない。
- ● 冠危険因子（糖尿病，高脂血症，高血圧など）がない。
- ● 女性である。
- ● 運動耐容能が高い。
- ● 運動負荷中にST部分の低下がみられない。

■ 本来は心臓カテーテル検査の適応は少ないので様子観察とする。可能なら心筋シンチグラムが妥当な選択となろう。"念のために"心臓カテーテル検査を施行するという選択は，できるだけ避けるべきである。本症例では，本人の希望により冠動脈造影を施行したが，正常冠動脈であった。

□ 同じ程度のST低下であっても，年齢，性，あるいは症状の有無により，器質的冠動脈狭窄の陽性率は異なる。

□ 図1は年齢，性，症状，およびST低下の程度と有意冠動脈狭窄の頻度の関

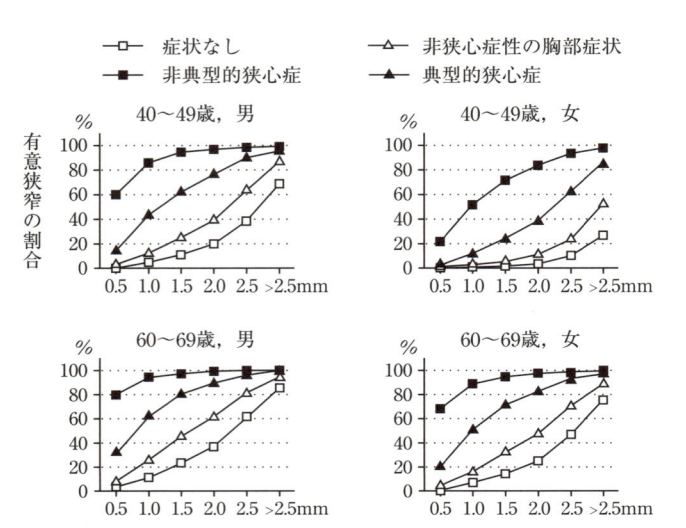

凡例：
- □ 症状なし
- △ 非狭心症性の胸部症状
- ■ 非典型的狭心症
- ▲ 典型的狭心症

図1　年齢，性，症状の有無と冠動脈狭窄の可能

係を示す(Diamond GA and Forrester JS, N Engl J Med 1979)。横軸は最大のST低下，縦軸は有意狭窄の割合を示してある。たとえば，非典型的狭心症状がある60〜69歳の男性患者で1.5mmのST低下を認めれば80%の確率で有意狭窄が存在するが，もし40〜49歳の女性ならわずかに20%の確率にしかすぎない。

□ では，女性の胸部症状の原因としては何が多いだろうか？ 印象としては心房期外収縮の連発によるものが多い。治療的診断としてⅠ群抗不整脈薬の効果を探ることにより，症状の背景を明らかにできることもある。

> **メッセージ**
> 閉経前女性の無症候性運動負荷陽性(ST低下)は偽陽性が多い。定型的でない胸部症状にはホルター心電図で症状の背景を探る。

●***Key Word***：運動負荷試験，運動負荷耐容能，冠危険因子，冠動脈硬化症，心房期外収縮

Case 15 ジギタリス服用患者の胸痛

症例

- 62歳，男性。冠動脈疾患があり，バイパス手術を受けている。
- シグマート®，ジゴキシン®，メキシチール®，ニトロールR，メバロチン®，コニール®，小児用バファリンが投与されていた。
- 昨日深夜より5時間以上持続する胸痛，背部痛を訴えて来院。意識は清明，血圧162/90mmHg，脈拍は70/minで不整。心電図は以下のとおりである。

Q この心電図所見（ST）をどう解釈するか？また，その対処は？

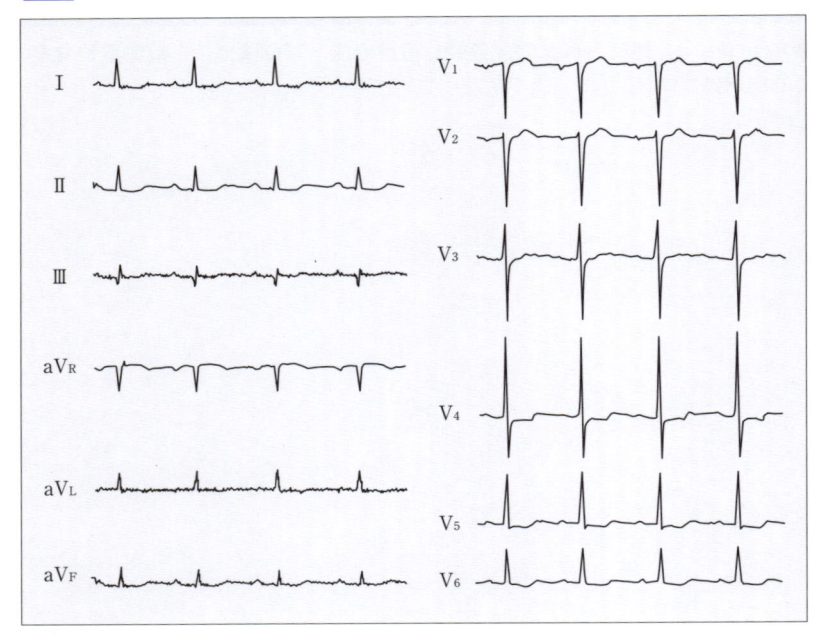

診　断

- この心電図のみでは，痛みの原因はわからない。
- V_4〜V_6のST低下が目につく。
- もともと虚血性心疾患をもっていることや，ST低下がup-slope型でないことから，心電図としては不安定狭心症や虚血性心筋症(ischemic cardiomyopathy)としてもおかしなところはない。
- しかし，本症例の心エコーではEF 70%であり，壁運動の異常はまったくなかった。
- ジギタリスはST低下のほか，T波陰転，QT短縮をまねく。これらは単にジギタリス服用例における一般的な心電図所見である。

> *Key Point*：ジギタリスを服用している患者ではST低下の評価はできない。

- ジギタリスを服用している場合，ジギタリス自身の効果によりSTは低下する(ジギタリス効果)。
- 以前の心電図と比較ができればよいが，ST変化についてはよほど大きな違いがないかぎり診断根拠とならない。ジギタリス効果によるST低下は心拍数依存性で，心拍数が高ければ高いほど大きなST低下がみられる。
- したがって，ジギタリス服用例では，運動負荷心電図やホルター心電図でST低下があっても虚血とは断定できない。
- 本患者の症状の原因を心電図のみから知ることはできず，心筋虚血，解離性大動脈瘤，消化器疾患などを別の検査でルールアウトしなければならない。心エコーや胸部X線写真以外にも胸部造影CTなども必要となる。
- 本例は胸部造影CT検査で胸部解離性大動脈瘤(Stanford B型)と診断された。

対　応

- 本症例の解離性大動脈瘤は早期血栓閉塞型であり，入院のうえ血圧管理，疼痛管理を開始した。
- 解離性大動脈瘤の症状を以下に挙げる(Liao WB et al, Jpn Heart J 1995)。
    - 胸痛　　59%
    - 背部痛　19%
    - 腹痛　　10%
- Liaoらの報告は109人の解離性大動脈瘤患者の背景を検討したものであるが，平均年齢55歳で男女比は2：1であった。9月〜2月の半年に全体の69%が集中していた。基礎疾患としては高血圧が目立ち(85%)，Marfan症候群がそれに続いている(7%)。

□ 高血圧は解離性大動脈瘤のもっとも大きな危険因子となる。腹部大動脈を集計した報告(Strachan DP, Br J Surg 1991)では，拡張期血圧が10mmHg上昇するごとに解離性大動脈瘤の頻度は2.4倍になるという。さらに喫煙も大きな危険因子である。

> **メッセージ**
> 高血圧症患者の胸痛は心筋梗塞だけでなく解離性大動脈瘤も疑う。

● ***Key Word***：ジギタリス，ST低下，解離性大動脈瘤，ジギタリス効果，虚血性心疾患，胸痛，QT短縮

メモ：胸痛を訴える患者

□ 胸痛を訴える患者をみたとき，まず心筋梗塞が頭に浮かぶのが自然であろう。心筋梗塞の診断は，もともと左脚ブロックがあるとか，梗塞部位が後壁であるというような状況でなければ，比較的容易である。

□ ところが，心電図から心筋梗塞とは考えにくいとき，本当に重大な疾患なのか，患者が"不当に"おおげさな訴えをしているのか悩んでしまう。

□ 急性の胸痛を訴えて救急受診した患者で心筋梗塞がルールアウトされた204人の病像を集計すると(Launbjerg J et al, Cardiology 1996)，狭心症と診断された者が64人と多いが，消化器疾患はそれ以上の81人にのぼった。そのほか，心膜炎9，肺塞栓症5，肺炎あるいは胸膜炎4，肺癌3，解離性大動脈瘤2，大動脈弁狭窄1，帯状ヘルペス1を数えた。

診療のヒント
陰性T波

☐ 陰性T波がみられる病態を列挙すると——
- 非特異的な陰性T波（Ⅲ誘導と右胸部誘導）
- 心筋虚血（切迫した心筋虚血，心内膜下梗塞，亜急性期の心筋梗塞）
- 心室肥大，肥大型心筋症（とくに心尖部肥大型で顕著）
- ジギタリス効果
- 頻脈性不整脈が停止したあとの名残り（cardiac memory）
- 心膜炎
- 肺塞栓症

☐ 心室肥大ではST低下と陰性T波がよくみられる。こうしたST-T変化は，"ストレインパターン"と呼ばれ，肥大のみでなく圧負荷によっても生じる。ST-T変化をストレインパターンと解釈すべきか，虚血などそれ以外の機序で説明すべきか困ったときには，以下の点を考慮する。
- ST-T変化がR波高の増大や右軸偏位など心室肥大を疑わせる所見を伴っていれば，ストレインパターン。
- あらたなST上昇や異常Q波の出現を伴えば，虚血などストレインパターン以外のものが考えやすい。
- 典型的な冠動脈の支配領域に限定されていれば（下壁や前壁など），虚血の可能性が高い。

☐ 心室のペーシング中止後や頻脈性不整脈停止後に，ST-T部分の異常が認められることがある。詳細は不明だが，ペーシングや頻拍中に心筋の活動電位の形が変化し，それがしばらく遷延することによって出現する現象と考えられ，cardiac memoryと呼ばれている。顕性のWPW症候群にカテーテル・アブレーションを施行したあとにもST-T変化が残るが，1週間もすれば自然なST-Tに戻る。これも一種のcardiac memoryである。心筋虚血は関与しない。

☐ ジギタリス効果といっても，ある教科書には盆状のST低下が載っているのに，もう一方では右下がり（sagging, down-slope）のST低下が示してある。どちらでもいいが，ジギタリス効果というのは出現したり，しなかったり，まちまちである。器質的心疾患があるときは目立ったST-T変化が出現しやすいようだ。また，ジギタリス効果がみられないからといって，投与量が足りないと思い込まないように。

Case 16 ジギタリス投与中の高齢者

症　例

- □ 82歳，女性。食思不振と全身倦怠を訴えて来院。
- □ 背景疾患は不明だが，2年前より心不全の診断のもとにラシックス®20mgとジゴキシン0.125mgが投与されていた。
- □ 高齢者にジギタリスが投与されていることから，ジギタリス中毒が頭に浮かぶ。

Q ジギタリス中毒に特徴的な所見はみられるか？

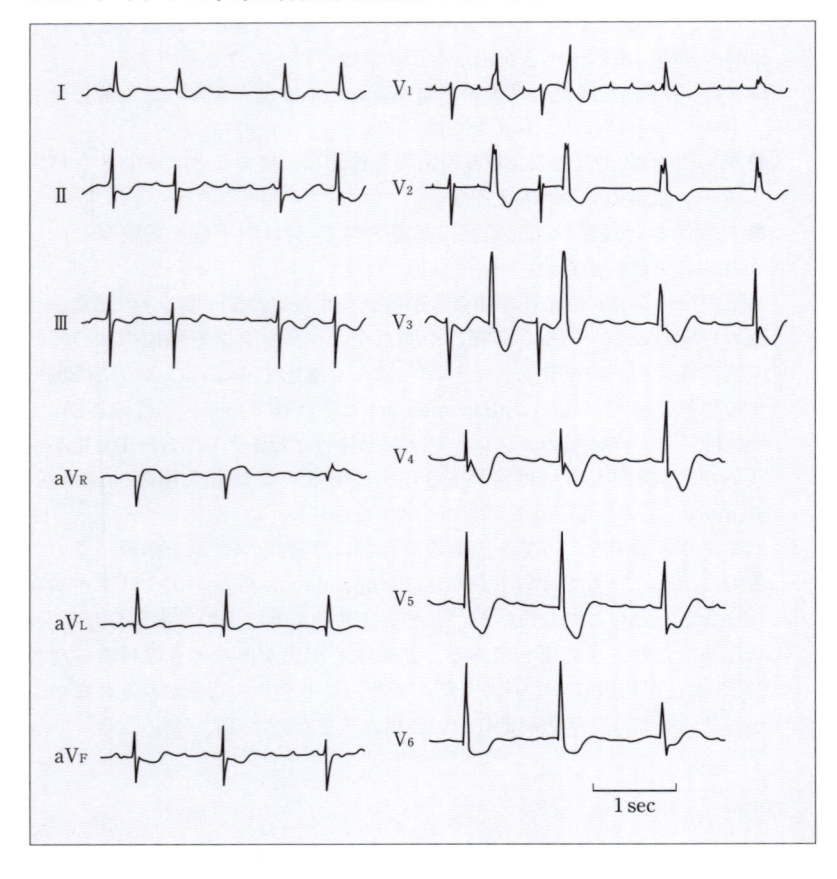

診　断

- いわゆるPAT with block（ブロックを伴った心房頻拍）である。
- Ⅱ，Ⅲ，aV$_F$，V$_1$誘導に周期300msecの規則的な小さなP波を認める。レートからみて心房頻拍となる。幅の広いQRSと正常のQRSを認める。心房頻拍の一部は心室に伝導しているかもしれないが，房室伝導は低下している。
- ジギタリス中毒に合致する心電図変化である。
- 血清カリウム濃度を測定したところ1.8mEq/lと低値を示した。
- ジゴキシンは半錠と少なく，2年間無事に投薬が続けられていた。しかし，今回は電解質異常，つまり血清カリウム濃度の低下がジギタリス中毒の出現を促進したものと推測される。
- 本症例は様々な問題を含んでいることがわかった。
  - 胸部X線上，心胸比（CTR）が50％を超えていることから，心不全と診断されていた。心エコーによる評価はなされていない。本当に心不全があるのか，器質的心疾患があるのかを確認せずにジギタリスと利尿薬が投与されていた。
  - 高齢者であるにもかかわらず低カリウム血症の出現に備えた対処，たとえばカリウム製剤の投与が行われていない。
  - 電解質やジギタリス濃度のモニターがなされていなかった。

Key Point：ジギタリス中毒は稀なできごとではない。

- 現在はジゴキシンの血中濃度も電解質も簡単に測定できる。それでもジギタリス中毒は多いのだろうか？
- 統計的な数値はわからないが，かなり多いらしい。ある総合病院では月に1例はジギタリス中毒による入院があるという話を聞く。
- 薬剤の血中濃度をモニターすることによりジギタリス中毒は少なくなった。また，高齢者ではジギタリスの投与量を少なくすることも比較的よく認知されている。しかし，高齢者や腎機能低下例ではジゴキシン半錠でも十分にジギタリス中毒を引き起こしうる。
- ジギタリスを使用する際には，次の点に注意すべきである。
  - 投与量が少なくても中毒を生じうる。
  - よく知られていることだが，しばしば低カリウム血症がジギタリス中毒をまねく。
  - 治療濃度であってもジギタリス中毒は生じうる。

> ***Key Point***:"なんとなく"ジギタリスを投与する医師は，ジギタリス中毒をよく起こす。

□ 高齢者にジギタリスとラシックス（カリウムを喪失しやすい利尿薬）を漫然と投与すれば，ジギタリス中毒に向かって突き進んで行くことになる。
□ ジギタリス中毒を生じている患者の少なからぬ例で，なぜジギタリスが投与されているのかわからない。

対　応

■ 本症例では，ジゴキシンとラシックスの服用を中止し，輸液管理を行うだけで次第に全身状態は改善した。
■ EFは50%と正常下限あたりだが，器質的心疾患は指摘できなかった。退院後も無投薬で問題なく経過した。

> **メッセージ**
> 高齢者における「ジギタリス＋ラシックスのみ」は，稀ならずジギタリス中毒を引き起こす。

●***Key Word***：ジギタリス中毒，ジゴキシン，ラシックス，PAT with block，低カリウム血症

診療のヒント
ジギタリスおよびジギタリス中毒について

☐ ジギタリス中毒の心電図異常は,
  - PAT with block
  - 房室接合部調律
  - 高度房室ブロック

  が代表的だが, 接合部以外でも異所性興奮は出現しうる。

☐ 心電図異常を伴うことがジギタリス中毒の診断に必須と勘違いされていることがある。PAT with blockがなくても, ジギタリス中毒と診断できる。

☐ ジギタリス中毒の病像としては, 本当は心臓以外の所見がメインとなる。
  - 食欲不振, 悪心, 嘔吐などの消化器症状
  - 倦怠感, ふらつきなどの神経症状
  - 色覚異常や複視などの眼症状

☐ どの症状をとっても特異的なものはない。つまり, 高齢者にジギタリスを投与していると, ジギタリス中毒を疑わせるような症状によく出会う。不安になり入院させても, ジギタリス中毒ではないことも多い。

☐ どのような病態をジギタリス中毒と見誤るかについてまとまった見解はない。個人的な経験では,
  ・心不全自体の進行
  ・軽度の甲状腺機能低下症
  ・もともと心室期外収縮が多かったのを忘れて, 期外収縮が増加したと思い込んでしまった

  というのが, "偽性ジギタリス中毒" の背景であった。

☐ 高齢者は血清クレアチニン値が正常であっても, クリアランスが低下している。80歳なら, クレアチニンが1.0mg/dlくらいでもクレアチニンクリアランスが30ml/minということがありうる。

☐ また, 摂食の不安定さや感染症などの修飾により, 若年者とは比較にならないほど容易に電解質異常をきたす。

☐ ジゴキシンにかぎらず, 高齢者では腎排泄型の薬剤の投与量は控えめに。

Case 17 心電図から電解質異常がわかる？

症例

- □ 55歳，男性。労作時に胸痛がある。運動負荷陽性であったため，狭心症の診断のもとに入院した。
- □ 胸部X線は正常だが，心電図では高く先鋭なT波が目につく。
- □ 超急性期の心筋梗塞ではT波の増高が特徴というが，以前の心電図でも同じ所見が得られているし，症状があるわけでもない。
- □ 先鋭なT波増高の原因として他には高カリウム血症が有名である。しかし，本症例は高カリウム血症を引き起こすような背景もなく，血清カリウム濃度は4.3mEq/lと正常だった。そこで早期再分極と判読した。

Q どういう点で高カリウム血症の心電図異常と異なるのだろうか？

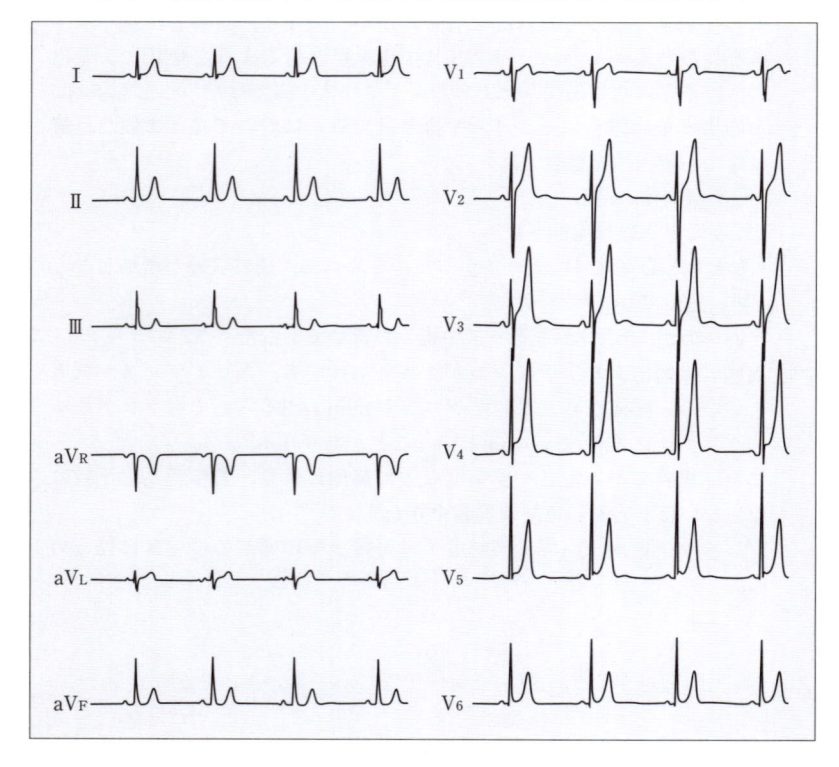

診　断

■ 高カリウム血症のときの心電図と区別することはできない。
□ ためしに，あるテキストに掲載されている6mEq/l 程度の高カリウム血症の心電図と比較してみたが，実質的な差異は見いだせない。

Key Point：症状を伴わないT波の増高に病的な意義はない。

□ 病的なT波の増高は高カリウム血症と急性心筋梗塞によるものが一般的だが，T波の増高自体は病的でないものがほとんどである。胸痛や腎臓などの臓器不全がなければ，増高T波は何も意味しない。

Key Point：ちょっとした高カリウム血症では，心電図異常はきたさない。

□ 電解質異常は極端にならないかぎり，特異的な心電図変化は示さない。それゆえ，心電図から電解質をモニターしうる情報を得ることはできない。しいて言えば，高カリウム血症ではT波が増高するというより，T波の頂上が尖鋭化すると考えたほうがよい。しかし，これも本症例でわかるように，特異的とはかぎらない。
□ では，どの程度の血清カリウム濃度になれば心電図から高カリウム血症を強く疑うことができるだろうか？　これは血清カリウム濃度が慢性的に高い場合と，急激に上昇した場合で異なる。
□ 急激に上昇した場合は，心電図変化が早期に出やすいが，慢性的に血清カリウム濃度が高い場合には，心電図変化も伴いにくい。
□ 実は血清カリウム濃度が 6mEq/lくらいでも，正常濃度のときの心電図と対比すれば，T波の増高と尖鋭化があることがわかる。しかし，1枚の心電図だけで高カリウム血症を推測するには，血清カリウム濃度がおおむね7mEq/lを超える必要があるだろう。
□ 顕著なT波のみを契機として高カリウム血症が検出されることは，まず珍しい。
□ 高カリウム血症はそれなりの理由がある者にしか見つからない。そのほとんどは，腎不全と抗アルドステロン薬が投与されている患者である。

＊　　　＊　　　＊

□ 次に，58歳の肝硬変患者の心電図(図1)を示す。腹水があるため，ラシックスとアルダクトンA®を服用中であった。
□ 徐々に血清カリウム濃度が上昇してきたため，人工透析の可能な病院に転送されたときの心電図である。

図1 58歳，肝硬変患者

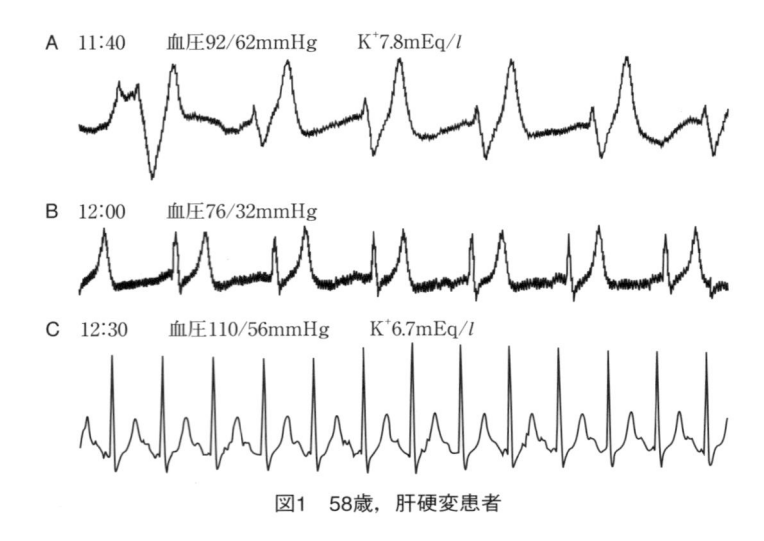

- 緊急の透析導入の処置が施されている最中であり，この1誘導のモニター心電図しか記録できなかった。ハムも混入している。
- このときの血清カリウム濃度は 7.8mEq/l であった。
- 透析前(図1A)はQRSの幅が著明に拡大しており，高カリウム血症の心電図変化として定型的である。QRSの前の平坦な山をP波ととれるかもしれないが，よくわからない。高カリウム血症のときにみられる洞室調律(sino-ventricular rhythm)ととってよいかもしれない。
- T波の尖鋭化はわかりにくい（増高はしている）が，これはQRS時間自体が延長しているためと考えられる。逆に図1BではQRS時間が短縮し，このT波の尖鋭化が顕著である。
- 血清カリウム濃度は心筋細胞の膜電位に大きな影響をもつ。この影響は心臓の部位によって異なり，心房筋は刺激伝導系よりも早い段階で興奮性を失う。それゆえ，洞結節が興奮の起源でありながら，P波がはっきりしなくなる。
- 透析により，図1CのようにQRS幅はたちまち正常化し，T波も尖鋭さを失い，低くなっている。この間に1時間も経過していない。血清カリウム濃度は 7.8mEq/l から6.7mEq/lに低下したのみである。
- 高カリウム血症による心電図変化は，ある境界を越えると一気に顕著となる。QRS幅が拡大するときは，心機能も同時に急激な低下を示す。
- つまり，事態は段階的に悪くなるわけではないので，心電図をこまめにモニターしても高カリウム血症のリスクを回避することはできない。

メッセージ

高カリウム血症の心臓への影響は，ある閾値を越えると急激に出現する。また，その心電図変化は急性/慢性で異なる。

●***Key Word***：増高T波，高カリウム血症，ラシックス，アルダクトンA，腎不全，QRS幅の拡大

Case 18 QRS幅の広い頻拍 （1）

症 例

- 44歳，男性。生来健康。
- 突然始まり，突然停止する動悸発作を訴えて来院した。
- この1年ほど，同様な動悸発作を月1～2回自覚し，目まいを感じることもあった。しかし，発作はおおむね10分ほどで自然に停止した。
- 近医で以下のような心電図が記録された。

Q 診断は？ また，どのように対処するか？

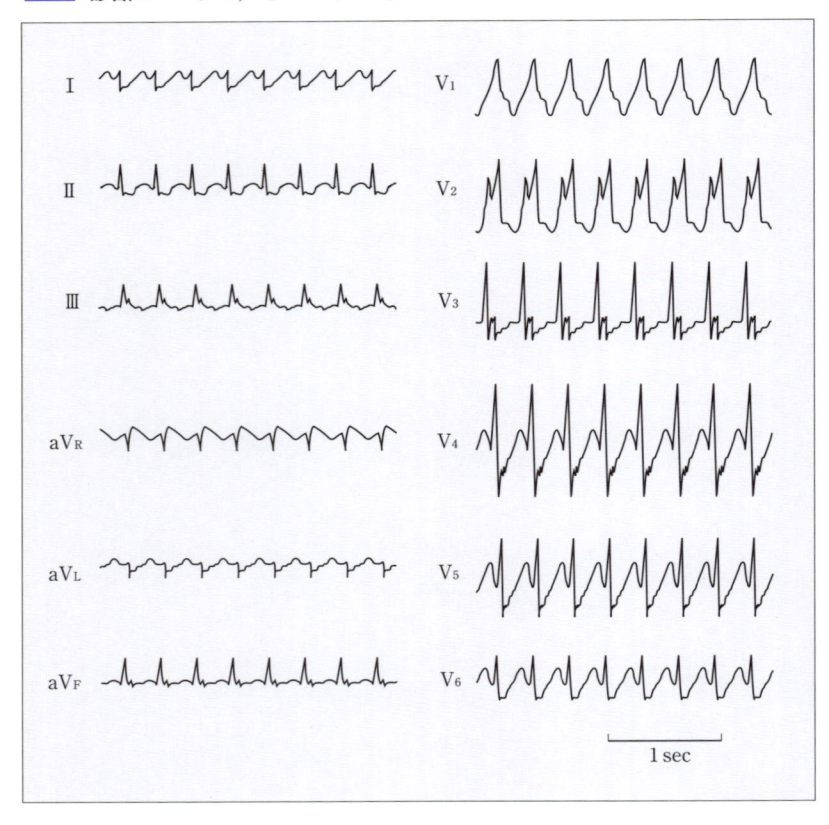

診 断

- 幅の広いQRSをもつ頻脈性不整脈（wide QRS tachycardia）であり，心室頻拍と変行伝導を伴う上室頻拍の鑑別が必要である．
- 断定はできないが，V_2誘導のST-T部分に逆行性P波らしきものが観察される．しかし，これのみで上室頻拍と心室頻拍を鑑別することはできない．
- QRS波形はV_2誘導を見ると右脚ブロック波形である．V_1誘導の形は単相性である．一方，V_5誘導のR/S比は1以上ある．
- 胸部誘導のRS時間（R波の始まりからSの谷までの時間）は100msecを超えない．胸部誘導での最大RS時間が100msec以上の場合，心室頻拍のほうが考えやすいとされる．
- 以上の条件を含んだ図1のような基準にあてはめると，変行伝導を伴う上室頻拍の可能性が高い．
- 上室頻拍であるならP波の位置（QRSの中に埋没するのではなく，QRSの後ろに見えている）から考えて，副伝導路による房室回帰性頻拍の可能性が高い．

A) 右脚ブロック型

　　　　　　　　心室頻拍　　　　　　脚ブロック（変行伝導）
　　　　　　　　　　　　　　　　　　を伴った上室頻拍

V_1

　　　　　単相性　　2相性　　　　　　3相性

V_5

　　　　　R/S<1　　　　　　　　　　R/S>1

B) 左脚ブロック型

　　　　　ノッチあり
　　　　RS時間≧100msec　　　　　RS時間＜100msec

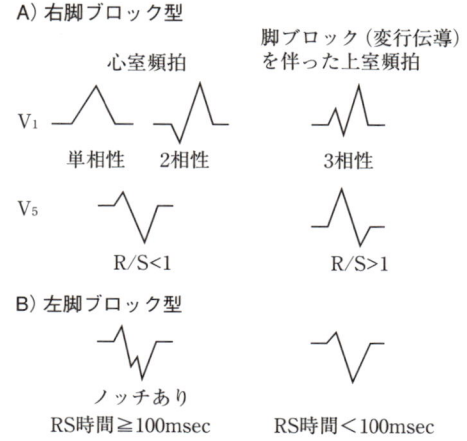

図1　脚ブロック波形による心室頻拍と変行伝導の鑑別

> ***Key Point***：wide QRS tachycardiaを前にして診断がつかないときは，アデホス®の静注に対する反応が鑑別の情報となる．

- アデホスは房室結節の伝導を抑制するので，多くの上室頻拍は房室伝導のブロックにより停止する．逆に心室頻拍では室房ブロックを生じるため，房室解離がより明瞭になり，心室頻拍と診断する根拠となる．

対 応

■ その後の臨床電気生理学的検査で潜在性Wolff-Parkinson-White（WPW）症候群による上室頻拍であることが確認され，カテーテル・アブレーションにて頻拍は根治した。

□ 実際にwide QRS tachycardiaを診断するのは，かなり難しい。

□ むしろ"健常者"にみられる特発性心室頻拍の2つのタイプをきちんと理解し，それ以外のものは変行伝導を伴う発作性上室頻拍（paroxysmal supraventricular tachycardia：PSVT）の可能性が高いと考えるほうが現実的である。

> **メッセージ**
> 特発性心室頻拍といいにくい wide QRS tachycardiaは，発作性上室頻拍＋変行伝導を疑う。

● ***Key Word***：wide QRS tachycardia，変行伝導，発作性上室頻拍，心室頻拍，アデホス，WPW症候群

診療のヒント
幅の広いQRSを伴う頻拍の考え方

□ QRS幅の広い(QRS＞120msec)頻拍の診断は難しい。上室性(心房細動，心房粗動，上室頻拍)か心室性かを判別することが治療の決め手となる。上室性の場合にQRS幅が広くなる理由は3通りある。
- もともと右脚ブロックや左脚ブロックが存在する
- WPW症候群
- 変行伝導

□ これらを区別する手段
1) 以前の心電図はないか？
   洞調律時のQRS波形がもともと幅が広く(脚ブロック，WPW症候群など)，同様な波形をしていれば上室性と考えてよい。
2) RR間隔が不規則ではないか？ (とくにWPW症候群が疑われるとき)
   RR間隔が不規則な絶対性不整脈のほとんどは心房細動である。
   RR間隔が不規則で，基線にf波を認めれば心房細動である。

□ RR間隔が規則的な頻拍では以下の点に注目する。
1) 房室解離はないか？
   房室解離があれば心室頻拍であるが，房室解離がないからといって上室性と断定することはできない。房室解離はP波がよく見える誘導，Ⅱ，Ⅲ，aV_F，V_1誘導で確認する。とくにST-T部分が若干不均一で不規則な感じがするときには，房室解離が疑われる。
2) QRS波による鑑別
- 胸部誘導でRSパターンがまったくなければ心室頻拍
- V_1誘導で上向きのQRS波形(右脚ブロック型)の場合
   V_1誘導で単相性，二相性の場合，V_5誘導でR波よりS波が深ければ心室頻拍が疑われる。
- V_1誘導で下向きのQRS波形(左脚ブロック型)の場合
   V_1，V_2誘導のS波にノッチがあれば心室頻拍が疑われる。また，V_1でQRSの開始からSの先端までの時間が長いほど心室頻拍の可能性が高い。

□ 以上はBrugadaら(Circulation 1991)により提唱されているwide QRS tachycardiaの鑑別法にのっとったものであり，感度99％，特異度97％と高い精度があるという。とはいえ，かなり慣れていないと十分に使いこなすのは難しい。自分なりに上記のルールを意識するだけでずいぶんと診断能力が上がることに気づくだろう。

Case 19　QRS幅の広い頻拍（2）

症例

- □ 64歳，男性。動悸と呼吸困難を訴えて来院。
- □ 心電図ではQRS幅の広い頻拍を認めた。
- □ 同様の発作を経験したことはない。

Q どのように対処するか？

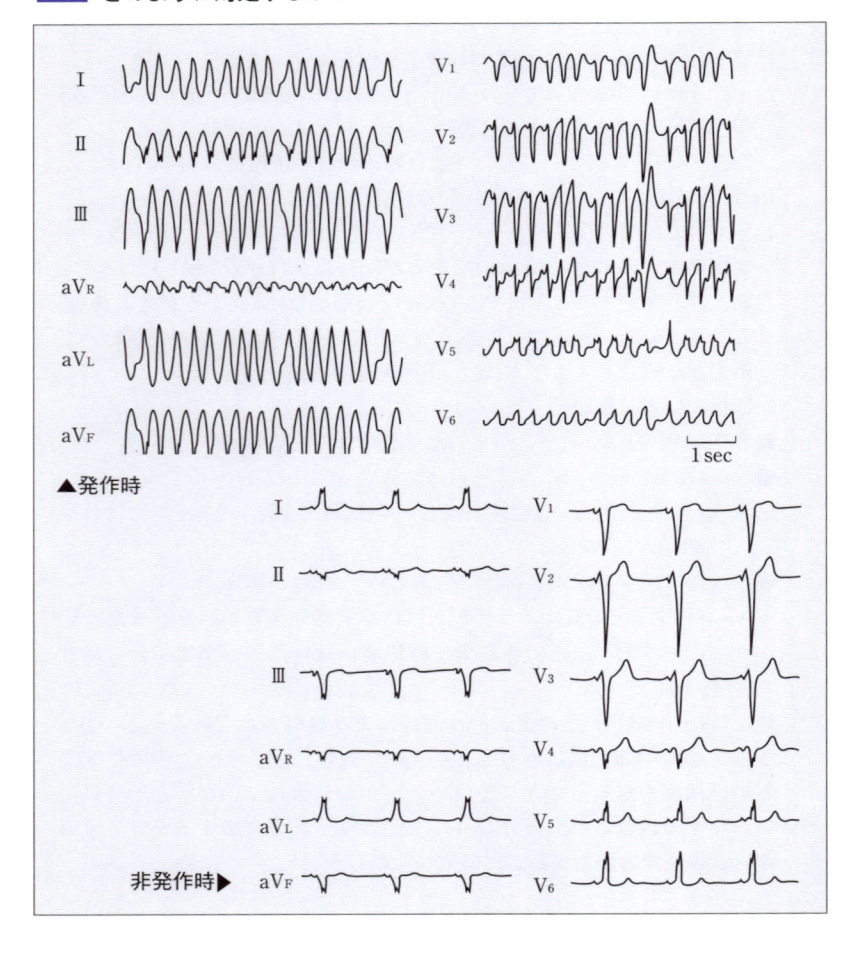

▲発作時

非発作時▶

診　断

■ 心電図上，δ波が存在する。RR間隔が不規則であり，またP波は認めない。
■ 以上のことから，WPW症候群に伴う心房細動と考えた。

> ***Key Point***：QRS幅の広い頻拍では以下の3つの可能性を考える。
> 1) 変行伝導を伴う上室性の頻脈性不整脈
> 2) WPW症候群に伴う上室性の頻脈性不整脈
> 3) 心室頻拍

□ 一見，多形性心室頻拍に似ているため，WPW症候群に伴う心房細動は偽性心室頻拍と呼ばれる。

対　応

■ 心室レートの調節と心房細動の停止の両方をねらって，リスモダンP100mgを10分かけて緩徐に静注した。

> ***Key Point***：治療は基本的に心房細動の治療となるが，同時に心室のレートコントロールも必要となる。

□ WPW症候群の患者に心房細動が生じると，心室はおもに副伝導路経由の興奮に依存するため，副伝導路を抑制することによってレートコントロールを行う。
□ ジギタリスとワソランは心房細動のレートコントロールによく用いられる薬剤であるが，偽性心室頻拍では禁忌とされる。これらの薬物は，副伝導路の伝導性を亢進させるため，心室拍数がより速くなる。

> ***Key Point***：偽性心室頻拍を一度でも経験した患者では，厳重な治療が必要となる。

□ 偽性心室頻拍はどの程度の頻度で認められるのであろうか？　比較的バイアスを避けて選択したWPW症候群241人を11年間追跡したところ，26人に心房細動が生じ，このうち2人が，その後突然死したという（Pietersen AH et al, Am J Cardiol 1992）。
□ わが国における調査（杉本ら，心臓 1993）では，約4年間に偽性心室頻拍78人のうち2人が突然死していた。
□ 偽性心室頻拍の既往があり予後不良であった患者では，おおむね心房細動中のRR間隔が短かったり（＜220msecをハイリスク群とすることが多い），

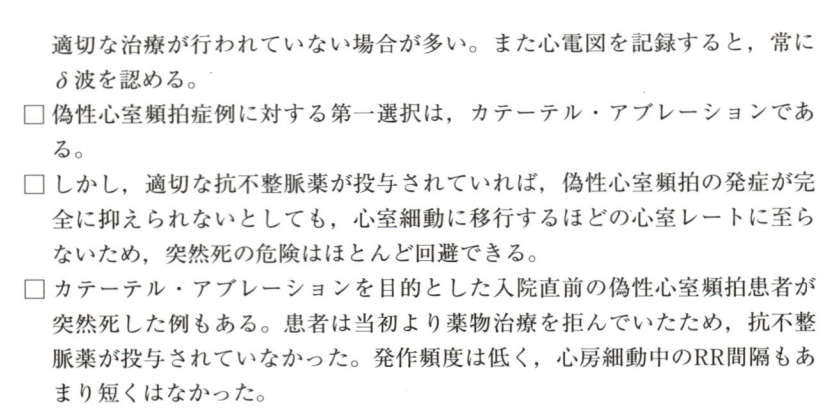

適切な治療が行われていない場合が多い．また心電図を記録すると，常にδ波を認める．
□ 偽性心室頻拍症例に対する第一選択は，カテーテル・アブレーションである．
□ しかし，適切な抗不整脈薬が投与されていれば，偽性心室頻拍の発症が完全に抑えられないとしても，心室細動に移行するほどの心室レートに至らないため，突然死の危険はほとんど回避できる．
□ カテーテル・アブレーションを目的とした入院直前の偽性心室頻拍患者が突然死した例もある．患者は当初より薬物治療を拒んでいたため，抗不整脈薬が投与されていなかった．発作頻度は低く，心房細動中のRR間隔もあまり短くはなかった．
□ Ia群抗不整脈薬とIc群抗不整脈薬は，いずれも偽性心室頻拍に対して（つまり副伝導路の抑制と心房細動の予防に）有効である．
□ これまでの使用経験から，発作時には以下のIa群の薬剤が選択されることが多い．
● リスモダン 50〜100 mg 静注（5〜10分）
● アミサリン® 500〜1,000 mg 静注（5〜10分）
□ Ic群のタンボコール®あるいはサンリズム®の静注も高い有効性が期待できる（サンリズムの静注薬は2000年に発売予定）．
□ とくにIc群のタンボコールは，しばしばδ波を消失させるほどに強力な効果を示す．慢性期の治療に適している．

> **Key Point**：偽性心室頻拍の薬物治療としてはタンボコールが安定した効果を期待できる．

□ 偽性心室頻拍症例が比較的若年から中年にとどまるため，他の器質的心疾患や心機能の低下を合併することが少ないこともタンボコールの選択を容易にする．

> **メッセージ**
> 1) WPW症候群による偽性心室頻拍にジギタリスとカルシウム拮抗薬（ワソラン）は禁忌．
> 2) 偽性心室頻拍症例では，カテーテル・アブレーションによる根治がなされるまで，抗不整脈薬治療を中断してはならない．

●***Key Word***：WPW症候群，心房細動，偽性心室頻拍，リスモダン，アミサリン，サンリズム，タンボコール，カテーテル・アブレーション

Case 20 無症状だが，WPW症候群？

症例

- □ 34歳，男性。職場の健康診断で心電図異常を指摘され来院した（図1）。
- □ 過去に心電図記録を行ったことが数回あり，いずれも心電図は正常であったという（図2）。

Q 診断は？ また，どのように対処すべきか？

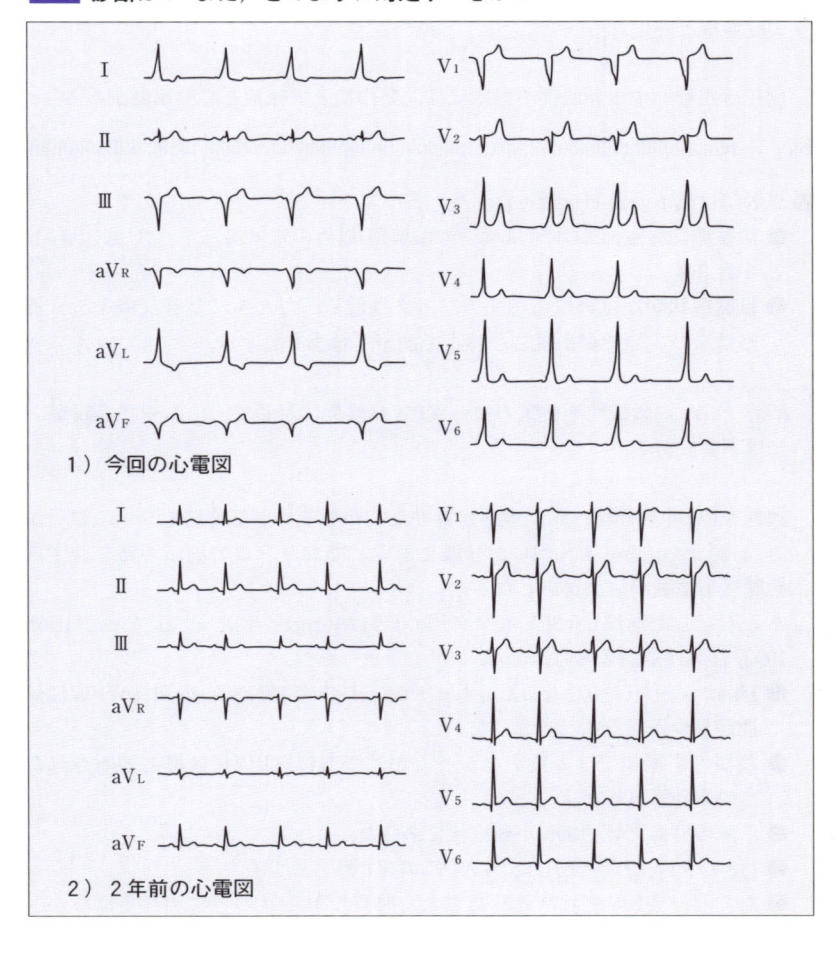

1）今回の心電図

2）2年前の心電図

診　断

- 12誘導心電図では幅の広いQRS波を認め，この幅の広さはδ波によることが指摘される．また，δ波の極性から，副伝導路は中隔に存在することが類推される．
- 過去の心電図は正常であったことから，このδ波はときどき出没してくるタイプであり，広義の間欠性WPW症候群と診断した(厳密な用語としては，連続した心電図記録中にδ波のあるQRSとδ波を欠くQRSがともに認められる場合のみを間欠性WPW症候群と呼ぶ)．

> ***Key Point***：δ波がなくても副伝導路(この場合は心室から心房への伝導のみが可能な副伝導路)があればWPW症候群に含まれ，不顕性WPW症候群と呼ばれる．

- 副伝導路を介する頻脈性不整脈には，発作性上室頻拍と心房細動がある．

対　応

- 患者には以下の説明を行った．
  - 房室間に房室結節(本来は唯一の伝導路)以外の電気的バイパス(副伝導路)が存在する．
  - 自覚症状がなければ突然死のリスクは低く，ただちに精査加療を行う適応はない．頻拍が出現した時点で加療と精査を要する．

> ***Key Point***：頻脈性不整脈のないWPW症候群に対して，治療や経過観察は不要である．

- 顕性WPW症候群は，副伝導路が存在し，かつその副伝導路を介する順行伝導(心房から心室への伝導)がδ波を形成しており，この副伝導路を介する頻脈性不整脈が治療対象となる．
- ある限定した地域(米国ミネソタ州の1郡，Munger TM et al, Circulation 1993)における調査では，
  - 1年につき人口10万人あたり4人(1953～1989年に113人)の顕性WPW症候群が見つかった．
  - 最初の心電図ではδ波がなかったが，のちにWPW症候群と診断されたものが22%あった．
  - 診断の時点では約50%が無症状であった．
  - 113人中2人が突然死した(年0.15%の死亡率)．
  - ただし，WPW症候群と診断された時点で無症状の者に突然死はなかっ

た。
- □ 無症状の顕性WPW症候群に突然死は少なくても，経過観察中に頻拍が出現することは多い。上記の報告では50%の無症状症例の約3/5がのちに頻拍を経験したという。この数値は実際の印象より高めである。おそらく，発作性上室頻拍のような頻拍症以外にも，洞頻脈や心房期外収縮などを原因とする動悸もカウントされているのだろう。
- □ 心房細動が生じると，副伝導路を介する房室伝導のため，偽性心室頻拍となる（Case 19 参照）。偽性心室頻拍は突然死に至ることがある。
- □ 上室頻拍の多くは，興奮が房室結節を順行性に，また副伝導路を逆行性（心室から心房へ）に伝導することにより興奮旋回が生じることによる。
- □ しかし，顕性WPW症候群の約1/4では，副伝導路の逆行性伝導が存在しない。このような例では，通常の発作性上室頻拍は生じない。

> **メッセージ**
> 無症状のWPW症候群は，専門医へのコンサルトも精査も必要としない。

● ***Key Word***：WPW症候群，δ波，副伝導路，発作性上室頻拍，心房細動，偽性心室頻拍

メモ：WPW症候群に対するカテーテル・アブレーション

- □ 現在，頻脈性不整脈を伴うWPW症候群に対する治療の第一選択は高周波カテーテル・アブレーションである。本治療により90%以上は根治可能である。
- □ カテーテル・アブレーションを勧めるとき，成功率や合併症の頻度を説明する必要があるが，副伝導路の部位によりこれらの値は異なる。一般に左側の副伝導路は成功率が高い。
- □ 12誘導心電図から副伝導路の部位を推定することが必要となる。様々な診断基準が提唱されており，V_1波形から類推するものがもっとも有名である。
    - ● V_1に大きなR波　　A型WPW症候群→左側副伝導路
    - ● V_1がrS型　　　　B型WPW症候群→右側副伝導路
    - ● V_1がQS型　　　　C型WPW症候群→中隔副伝導路
- □ 上記の部位診断は簡便ではあるが，大雑把すぎる弱みがある。著者らはFitzptrickらのアルゴリズム（Am Coll Cardiol 1994）を用いている。

Case 21 症状のない心室期外収縮をどうする？

症　例

□ 58歳，女性。近医にて軽症高血圧としてサイアザイド系利尿薬が投与されていた。

□ 健康診断の一環として心電図を記録したところ，心室期外収縮（premature ventricular contraction：PVC）を指摘された。同医院にてホルター心電図を施行したところ，多形性で2連発を一部に含むPVCが約3,700個認められた（下図1,2）。

□ PVCの頻度，多形性，および連発の存在から重症度の高い不整脈としてメキシチールが開始された。

Q メキシチール投与は治療方針として妥当か？

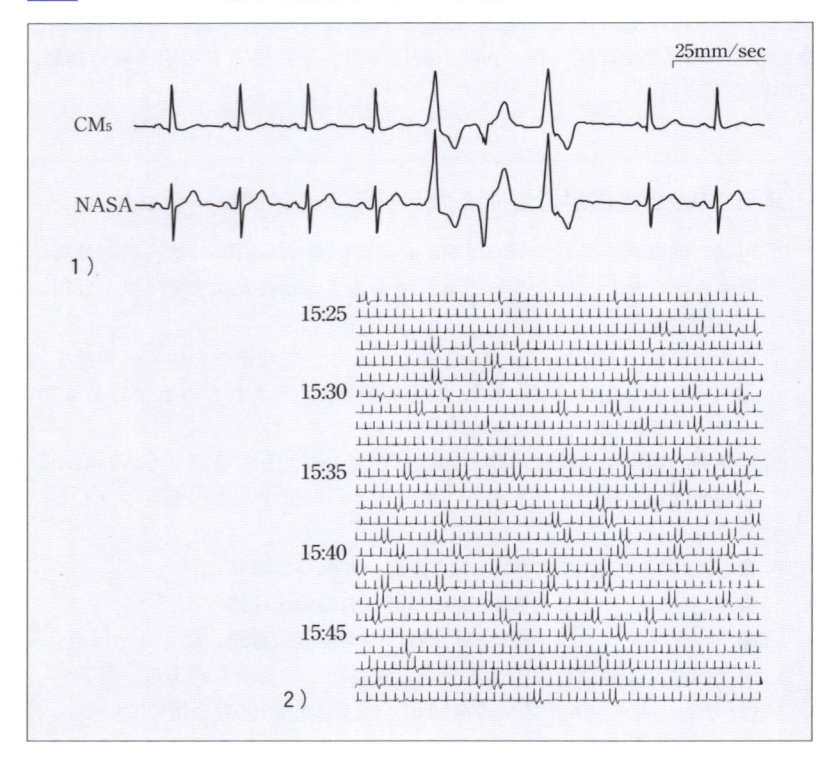

対　応

■ 投薬も，経過観察も不要である。

Key Point：無症候性心室期外収縮は治療適応がない。

☐ PVCの重症度分類としてはLownの分類（一般に"ロウン"ではなく"ラオン"あるいは"ラウン"と読まれる。grade 0：PVCなし，grade 1：PVC散発［720/日未満］，grade2：PVC頻発［720/日以上］，grade3：多形性，grade 4a：2連発，grade 4b：3連発以上，grade 5：R on T）が有名である。たしかにこの分類は，心筋梗塞や心筋症など器質的心疾患を伴うときは予後を決定するひとつの因子とみなされている。
☐ しかし，grade 4bくらいは健常者にも稀でなく，心事故との関連はまず認められない。
☐ 健常者に認められるPVCは右室流出路起源のものが多い。念のために心エコーを行うことが勧められるが，PVCが予後に関与することはきわめて稀である。

Key Point：メキシチールは連結期の長い（>400msec）心室期外収縮は抑制しにくい。

☐ メキシチールは薬理作用からみて，連結期の長いPVCには無効であると考えられている。メキシチールは心筋のNa電流を抑制するが，イオンチャネルとの結合/解離がすみやかであるために，長い連結期のPVCが発生しようとするときには，ほとんどその役割を果たせない。しかし，もし心室頻拍のようにイオンチャネルへ薬剤が結合した状態で次の収縮が始まろうとすれば，周期を延長させたり，頻拍を維持させにくくする作用が発揮できる。
☐ メキシチールの利点は，心機能低下や器質的心疾患の有無にかかわらず安心して使用できることである。PVCの自覚症状が強い患者に対して，気楽な第一選択薬として使用することが多い。
☐ 低カリウム血症および低マグネシウム血症の患者では，相対的にPVCが多い傾向にあるという（Tsuji et al, Am J Cardiol 1994）。個々の患者で電解質と不整脈の関係を解き明かすのは難しいが，もし積極的な理由がなければ電解質に影響する利尿薬を中止して様子をみることもひとつの選択となる。

> **メッセージ**
> 器質的心疾患の有無にかかわらず，無症候性心室期外収縮は治療を要さない。

●***Key Word***：心室期外収縮，メキシチール，利尿薬，Lownの分類，心筋梗塞，心筋症，心室頻拍，低カリウム血症

メモ：頻発性・心室期外収縮と心機能障害

☐ PVCが1日1,000個を超えるような患者では，2連発や非持続型心室頻拍（3連発以上）を伴うことが多い。通常はCase 24（78ページ）のような右室流出路起源であるが，かなり持続が長くならないかぎり，心機能は保持されると考えられてきた。しかし最近，やや異なる見解が発表され（Facchini M et al, J Cardiovasc Electrophysiol 1999），PVC頻発群と対照群を比較したとき，以下のような差異を認めた。

	PVC頻発群57人		対照群32人	p値
年齢	46±14歳		42±12歳	N.S.
男/女	28/29		16/16	N.S.
左室拡張末期径	50±6mm	＞	47±3mm	0.006
左室収縮末期径	32±5mm	＞	28±3mm	0.001
駆出分画	0.66±0.06	＜	0.69±0.05	0.028

平均値の差は大きくないが，対照群の左室拡張末期径の最大値が54mmであったのに対し，PVC頻発群では14人（25%）がこの値を超えていた（55mm以上）。さらに，PVCの個数と左室拡張末期径の間に，有意な正相関（r=0.32, p＜0.005）を認めた。

☐ このことから，PVCが頻発する例ではわずかながら心拡大と駆出分画の低下がみられることがわかる。しかし，PVCの多発が心筋への負荷となっていると解釈すべきか，あるいは明確な基礎心疾患を指摘できなくてもなんらかの心筋障害の素地が隠されていたと考えるべきかははっきりしない。また，この心拡大と心機能の低下が予後にどの程度の影響をもつかもわからない。

☐ いまのところ，PVCが多発しても長期予後を悪化させないことを示す報告（Kennedy HL et al, N Engl J Med 1985）があるので，心エコーにて心拡大や心機能の低下がなければ，神経質にフォローする必要はないものと考える。稀な例外のために，一律に管理するのは現実的とは言いがたい。

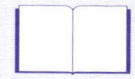

診療のヒント
CAST study について

□ 心筋梗塞や心筋症に伴うPVCは予後を規定する因子である。ことに心機能が低下している症例では突然死のリスクが高いと考えられている。では，PVCを抑制することが生命予後の改善に結びつくだろうか？

□ この仮説を検討するために計画されたのがCAST(Cardiac Arrhythmia Suppression Trial)studyである(N Engl J Med 1989, 1992)。心筋梗塞後のPVCに対して，長期の薬物治療に先立って抑制効果(総数で20%以下に減少，3連発以上のものは10%以下に減少)が認められた者のみを対象として，プラセボと実薬に振り分けられた。使用された薬剤はフレカイニド(タンボコール)およびわが国未発売の2薬剤(エンカイニドとモリシジン)である。結果は予想に反して，Ic群抗不整脈薬であるフレカイニドとエンカイニド投与群においてプラセボ群を上回る死亡率が認められた(図)。ちなみにモリシジンはプラセボに有意に劣ることはなかったが，これ以上試験を続けてもメリットがあるという結果は期待できないということが示された時点で打ち切りとなった。

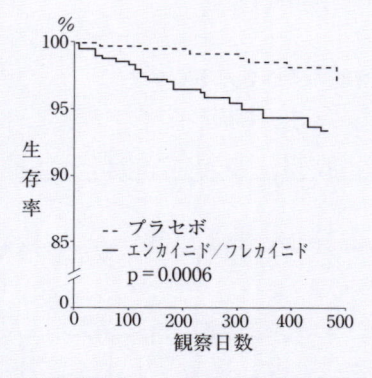

図 CAST-I

□ この研究の結果，たとえ薬剤によりPVCを減少させることができたとしても，それが予後の改善を意味せず，むしろ不都合な結果をまねきうることが示された。もとより，対象患者が器質的心疾患を有し，左室機能が低い(CAST-Iでは平均EF 39%，CAST-IIでは平均EF 33%)ことが影響していたものと予想される。このほかにも，I群薬の投与が予後不良につながる因子であることを示唆する報告が少なくない。

□ 器質的心疾患，低心機能の症例では，特別な適応なくPVCを対象としたI群薬の投与は避けるのが一般的であろう。

Case 22 頻発性心室期外収縮に対する抗不整脈薬の併用療法をどう考える？

症例

- 70歳，男性。心エコーでは器質的心疾患は否定されている。10年以上にわたって脈の不整を自覚しており，とくに仕事中に胸部違和感が強く，支障が多い。
- これまで頻発性心室期外収縮としてリスモダン，シベノール®，メキシチール，アスペノン®，タンボコール，サンリズム，β遮断薬，ワソラン，加えて臨床治験用のⅠ群薬1種類およびⅢ群薬2種類が試みられたが，まったく無効であった。
- 安静時心電図を示す。心室期外収縮(PVC)の 3 段脈を認める。ホルター心電図では11,100拍/24hrの24％にあたる27,000個のPVCを認める。
- これまでの治療の経緯から，単剤では治療効果があげにくいと思われた。不整脈治療のテキストに，Ia群薬とIb群薬の併用(たとえばリスモダン+メキシチール)という選択が記載されていた。

Q Ia群薬とIb群薬の併用を試みるべきだろうか？

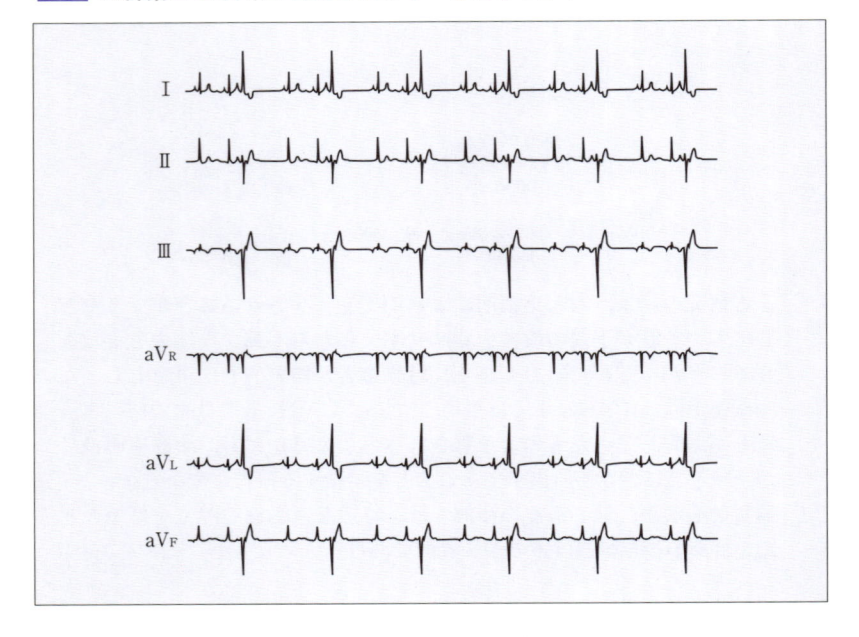

対　応

■ まずあらためて，本当に治療が必要かどうか再考した。患者はQOLの低下を強く訴えるため，治療適応ありと判断した。
■ ピメノール®200mg/日にて心室期外収縮が，ほとんど消失した。
□ 器質的心疾患のない症例における心室期外収縮の頻発はおおむね予後が良いが，症状の多いときは薬物治療も避けられない。
□ ピメノールは他剤無効のPVCに著効することがあり，訴えの多い患者では試みる価値がある。

> **Key Point**：不整脈に対して抗不整脈薬の併用治療が著効することは，あまり期待できない。

□ 併用は薬剤代謝や薬理面での相互作用についての知識が要求され，一般には避けるほうがよい。また，完全にPVCを抑制するほどの効果を発揮することは少ない。
□ やむをえず併用治療を行うときには，次の組み合わせが多い。
　● メキシチール＋β遮断薬
　● リスモダン＋メキシチール
□ 交感神経活動が不整脈の出現を促す因子であれば，β遮断薬自体が抗不整脈作用を発揮する。同時に交感神経活動の亢進により，I群薬の効果が減殺されることを緩和できるという考え方もある。
□ リスモダンはおもに活性化状態のNaチャネルと結合し，メキシチールは不活性化状態のNaチャネルに結合する。リスモダンによる活動電位持続時間の延長によりNaチャネルの不活性化の時間が延長するとメキシチールの結合するチャンスが多くなることが，治療効果が増加する背景のひとつと考えられている。
□ リスモダン＋メキシチールの併用は，QT時間の著明な延長という副作用を避けることができる。
□ リスモダン＋β遮断薬のような組み合わせも，不整脈の抑制という面からは有効かもしれないが，陰性変力作用の強い薬剤を重複させることになり，特別な治療意図と十分な観察なしでは行えない。

メッセージ
抗不整脈薬の併用は原則として行わない。

● **Key Word**：心室期外収縮，併用療法，メキシチール，β遮断薬，リスモダン

Case 23 運動で誘発される心室頻拍

症 例

- 25歳，男性。ある日，混雑した電車の中で動悸を感じた。電車を降りて休息すると，動悸は自然に停止した。
- その後1～2時間ほど持続する頻拍発作を繰り返し自覚するようになったが，やや強めの体動によって誘発されることが多い。
- 今回，いつもの発作がなかなか停止しないため受診した。
- QRS波の幅が広いことから心室頻拍が疑われるが，このQRSは特徴的な形をしている。

Q 診断は？ また，どのように対処するか？

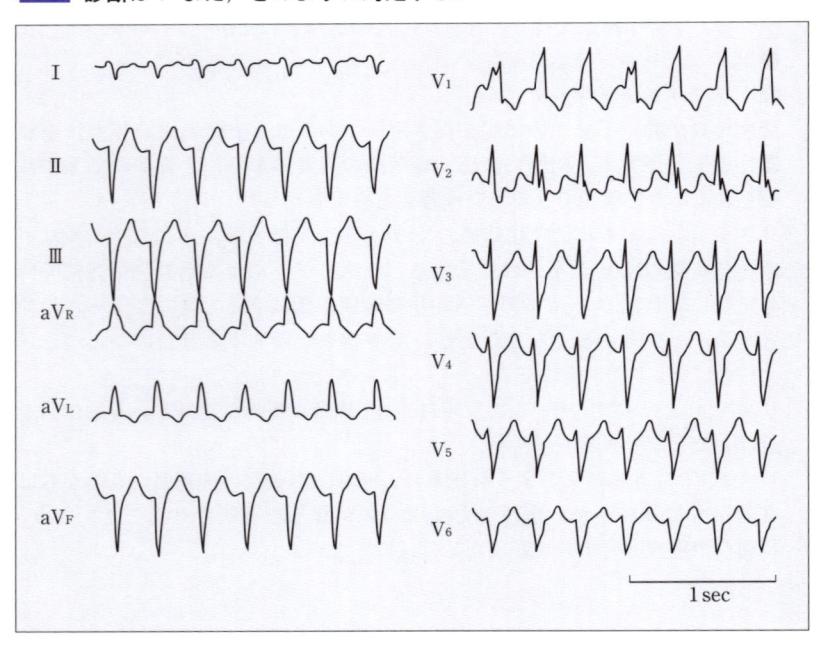

診　断

■ 心エコーでは異常なく，左軸偏位右脚ブロック型の特発性心室頻拍と診断。
■ Ⅱ，Ⅲ，aV_Fをみると，いずれもほとんど陰性成分のみの振れとなっており，電気軸が上向きとなっていることがわかる。右室流出路起源の心室頻拍が下方軸となっているのとは対照的である（ただし，心電図上で一見右室流出路起源に見えても，実は左室起源であるものも例外的に存在する）。

> *Key Point*：特発性心室頻拍は，
>   1）右軸偏位左脚ブロック型→右室流出路起源の心室頻拍
>   2）左軸偏位右脚ブロック型→左室起源の心室頻拍

□ とくにわが国の心室頻拍は，器質的心疾患を伴わないものが多く，かなりの割合で特発性心室頻拍に該当する。
□ 左室の特発性心室頻拍は，心室にネットワークを作っているPurkinje線維が関与しているものらしい。

対　応

■ ワソラン静注ですみやかに洞調律に復帰し，その後も経口のワソランを服用しているときは発作は認められなくなった。

> *Key Point*：左軸偏位右脚ブロック型の特発性心室頻拍には，ワソランが著効することが多い。

■ しかし，本症例はしばしばワソランの服用を忘れ，頻拍発作を繰り返すため，カテーテル・アブレーションによる根治を行った。
□ このタイプの心室頻拍は比較的血行動態が維持されていることが多い。
□ 左軸偏位右脚ブロック型心室頻拍の71%でβ遮断薬が有効である（Gaita et al, Eur Heart J 1994）。一方，Ⅰ群薬は22%，Ⅲ群薬は18%の有効率にとどまっている。
□ 特発性心室頻拍には右室起源か左室起源かを問わず，ワソランとβ遮断薬が有効なことが多い。

> **メッセージ**
> カテーテル・アブレーションは，右室流出路のみならず左室起源の特発性心室頻拍の根治にも有用である。

● *Key Word*：特発性心室頻拍，ワソラン，カテーテル・アブレーション

Case 24 非持続性心室頻拍をどう治療する？

症 例

- 49歳，男性。動悸を伴うめまい感を訴えて受診した。
- 心電図では下図1のような反復性非持続性単形性心室頻拍が散発していた。
- さらに，ホルター心電図（下図2）では最長55連発までの非持続性心室頻拍を認め，PVCの総数も約20,000発にのぼった。
- 心エコー検査ではとくに異常を認めない。
- 症状が強いため，患者はなんらかの治療を望んでいる。

Q まず試みるべき治療は何か？

1) 反復性非持続性単形性心室頻拍

2) ホルター心電図

対応

- β遮断薬およびワソランを試みた。PVCはいずれの薬剤でも半減した。
- その後，カテーテル・アブレーションを施行し，ペースマッピング法（自発の心室不整脈とペーシングによるQRSが同形になる部位を探すことにより，頻拍の起源を同定する方法）により求めた右室流出路の頻拍発生箇所を高周波通電にて焼灼した。その後，PVCはほぼ完全に消失した。
- ☐ 頻発する非持続性単形性心室頻拍（repetitive monomorphic ventricular tachycardia）は右室流出路を起源とするものが多い。
- ☐ Ⅱ，Ⅲ，aV$_F$誘導で陽性のQRS（つまり心室興奮の電気軸が下向き），かつ左脚ブロック型（右側に起源が存在することをうかがわせる）の波形なら，右室流出路起源の心室不整脈が考えやすい。
- ☐ メカニズムとしては，サイクリックAMP依存性の撃発活動（triggered activity）によるものが多いようである。それゆえ，この機序に対して抑制的に働くβ遮断薬やサイクリックAMPに依存するCa電流をワソランで直接遮断する（もちろん部分的にだが）ことで，反復性単形性心室頻拍は減少する可能性がある。

> ***Key Point***：反復性単形性心室頻拍は交感神経活動に依存する。

- ☐ ある報告では，β遮断薬は5人中3人で，ワソランは12人中10人で効果が認められた（Lerman BB et al, Circulation 1995）。
- ☐ 薬物治療の効果が不十分であるときや，根治的治療を希望するときはカテーテル・アブレーションが有効な治療法となる。

> **メッセージ**
> カテーテル・アブレーションは器質的心疾患のない反復性単形性心室頻拍の根治的治療法として有用である。

● ***Key Word***：非持続性心室頻拍，右室流出路起源心室頻拍，特発性心室頻拍，β遮断薬，ワソラン，カテーテル・アブレーション

Case 25 心筋梗塞後の頻拍

症 例

- 74歳，男性。58歳のとき心筋梗塞にて入院。昨年，胸痛や動悸が出現するようになった。冠動脈造影にて3枝病変を認め，バイパス手術が行われた。
- 昨年のホルター心電図では12連の非持続性心室頻拍を認めたが，精査は行われていない。
- ある日，外出中に駅で突然動悸と胸部苦悶を自覚し，救急車にて来院。
- 来院時の血圧は80/60mmHg。
- 救急来院時の心電図を示す。

Q 診断は？　また，今後の処置はどのようにすべきか？

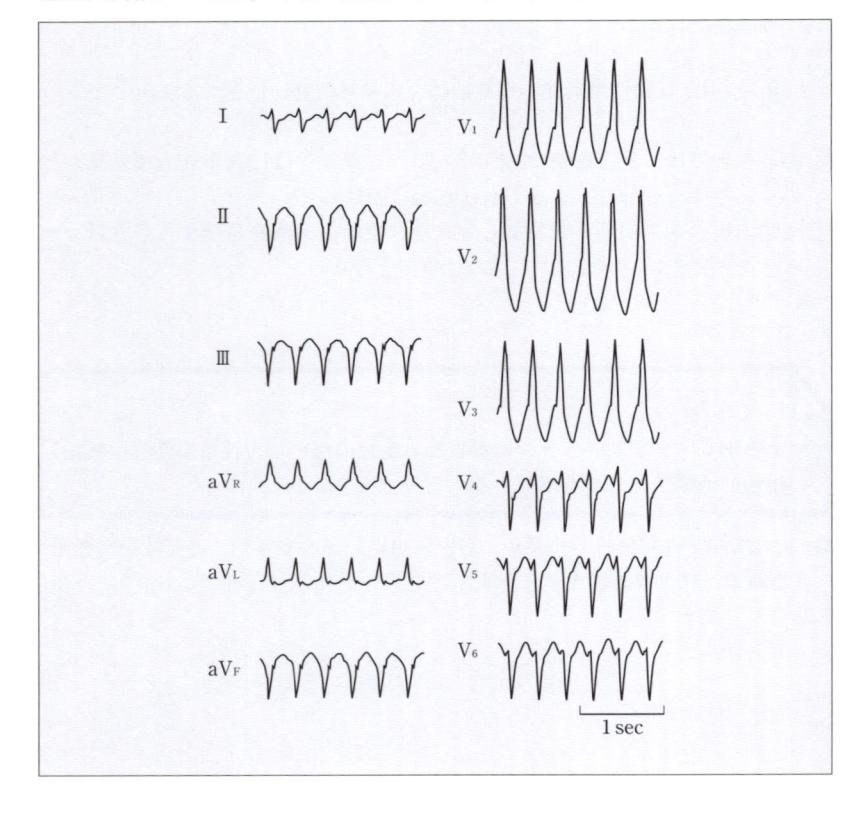

診　断

■ 以前の心電図（図1）では，Ⅱ，Ⅲ，aVFに異常Q波を認め，下壁梗塞である。

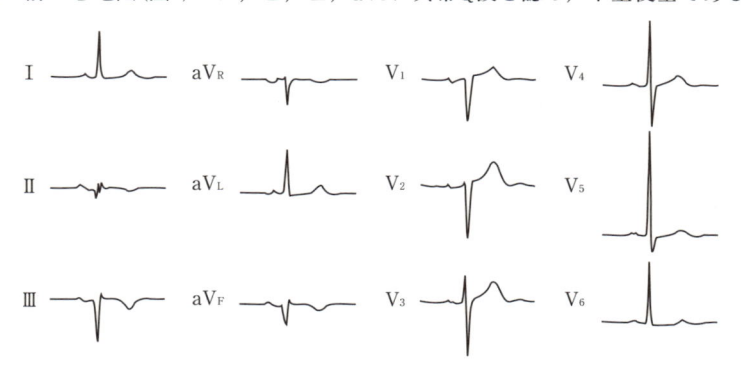

図1　前年の心電図

■ 救急受診時の心電図はレート180/minのwide QRS tachycardiaである。陳旧性心筋梗塞患者に発生したwide QRS tachycardiaであり，まず心室頻拍を疑う。

> ***Key Point***：陳旧性心筋梗塞の規則的なwide QRS tachycardiaは，心室頻拍を考える。

□ 別掲の変行伝導を伴うPSVTと心室頻拍の鑑別のクライテリア（診療のヒント/幅の広いQRSを伴う頻拍の考え方）をあてはめてみる。
　● V₁誘導で上向きのQRS波形（右脚ブロック型）
　V₁誘導で単相性，二相性の場合，V₅誘導でR波よりS波が深ければ心室頻拍が疑われる
　――というところに合致するので，心室頻拍で不都合はない。

■ 房室解離の有無はよくわからない。
■ 頻拍のⅡ，Ⅲ，aVF誘導は陰性成分のみであり，頻拍の興奮は下から上に向かっている。下壁梗塞の部分がこの頻拍のフォーカスになっていると考えると納得しやすい。
■ 当直医はリドカインの静注を行ったが，頻拍は停止しなかった。直流通電にて洞調律に戻った。
■ 本症例は，入院後の電気生理学的検査で自然発作と同形のものを含め，3種類の心室頻拍が誘発された。自然発作と異なる形の心室頻拍のひとつを示す（図2）。

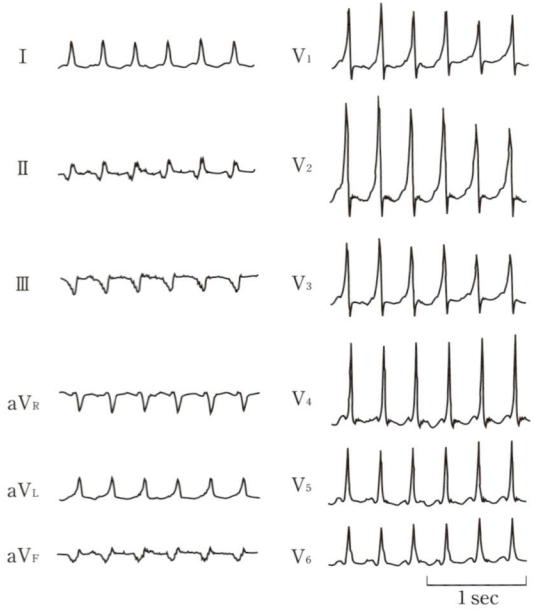

図2 誘発された心室頻拍

> ***Key Point***：陳旧性心筋梗塞ではしばしば形の異なる複数の心室頻拍が出現する。

□ 陳旧性心筋梗塞は，持続性心室頻拍の背景となる器質的心疾患としてもっとも頻度が高い。心室頻拍自体が心室細動にすみやかに移行する場合や，虚血の進行を介して不可逆的な経過をたどることがあるが，次の発作が致死的となる可能性を考えて，すみやかに精査を行うことが望ましい。

□ 陳旧性心筋梗塞の患者を日々診察していても，心室頻拍に遭遇したことがない医師が多い。これは心室頻拍が生じたときには救急病院へ送られたり，突然死に至るため，日頃診療している医師がイベントに接する機会がないためではないかと推測される。

対 応

■ アミオダロン投与を開始したが，1カ月後にもプログラム刺激にて心室頻拍が誘発された。後日，除細動器が植え込まれた。

Key Point：心筋梗塞後の心室頻拍に対する治療は以下の3通り。
- ● アミオダロンを主とした薬物治療
- ● カテーテル・アブレーション
- ● 植え込み型除細動器

□ アミオダロンもカテーテル・アブレーションも部分的には有効であるが，植え込み型除細動器には劣る。

メッセージ

現在では，心筋梗塞後の持続性心室頻拍には植え込み型除細動器がもっとも有効な治療とみなされている。薬物により短期的に心室頻拍が抑制されているようにみえても楽観できない。専門的な対処を求めたい。

● ***Key Word***：心筋梗塞，心室頻拍，電気生理学的検査，植え込み型除細動器

Case 26 突然始まり突然停止する頻脈発作

症例

- 24歳，女性。生来健康。
- 15歳ごろより，突然始まり突然停止する頻脈発作を自覚するようになった。今回，同様の頻脈発作を自覚したため来院。
- 意識は清明，血圧112/60mmHg。
- 来院時の心電図を示す。

Q 診断は？ また，どのように対処するか？

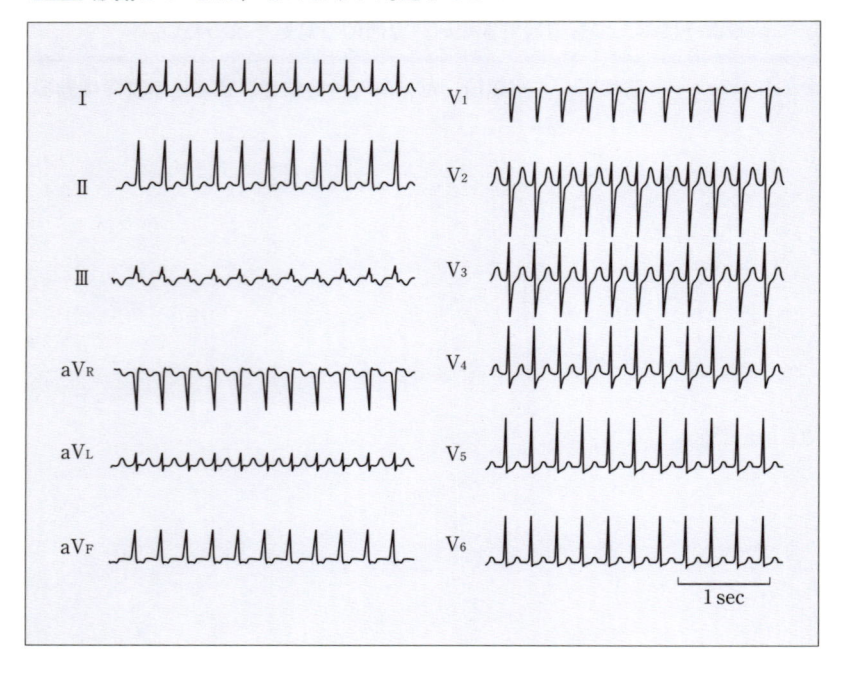

診 断

■ 正常 QRSの頻拍(narrow QRS tachycardia)で，RR間隔は一定であることから，上室頻拍と心房粗動(2：1伝導)を考慮したが，F波が同定できないことから上室頻拍と診断した。

□ QRS幅の狭い上室性頻脈は心房波(P波，f波，あるいはF波)のレートから以下のように分類する。
 ● 100〜250/min　上室頻拍
 ● 250〜350/min　心房粗動
 ● ＞350/min　　心房細動
 (ただしこれは厳密なルールではなく，テキストにより異なる)

□ 上室頻拍の90％は，
 1) 房室結節リエントリー性頻拍
 2) 房室回帰性頻拍
 のいずれかである(残り10％は心房頻拍，洞結節リエントリー性頻拍など)。

□ 房室結節リエントリー性頻拍(atrioventricular nodal reentrant tachycardia：AVNRT)とは房室結節二重伝導路に伴う頻拍であり，房室回帰性頻拍(atrioventricular reciprocating tachycardia：AVRT)とは副伝導路(WPW症候群のKent束など)に伴う頻拍を指す。つまり，AVNRTとAVRTという用語は一見よく似ているが，それぞれメカニズムを考慮した厳密な定義をもつ(図1)。心電図からメカニズムを確定することは難しいので，発作性上室頻拍(PSVT)と総称される。

□ 上記2者の鑑別は，上室頻拍中のP波を同定することによる。

Key Point：逆行性P波はⅡ，Ⅲ，aV_F，V_1誘導でもっともみやすい。

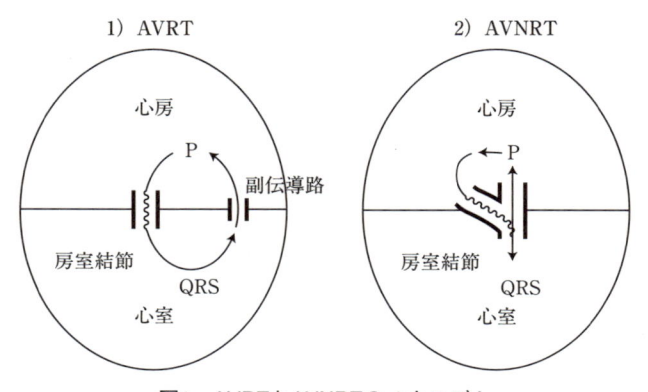

図1　AVRTとAVNRTのメカニズム

- [ ] 本例ではV₁誘導のQRS波がrSr'パターンであり，r'が逆行性P波に相当すば，QRS波と逆行性P波がほぼ同期していることになる。それゆえ房室結節リエントリー性頻拍の可能性が高い。

対　応

- ■ 点滴ラインを確保し，心電図をモニターしながら，ワソラン5mgを5分かけて静注した(停止しなければ10mgまで用いてよい)。

> ***Key Point***：AVNRTもAVRTも，その興奮旋回路に房室結節を含んでいるので，房室結節伝導を抑制するワソランで頻拍は停止できる。

- [ ] ワソランで停止できないときには，アデホスを用いる。
- [ ] アデホスは急速静注することにより房室結節伝導を抑制できるが，緩徐に静注するとまったく効果がない。効果は一過性(数十秒以内)であり，繰り返し使用できる。2.5mgから開始し，5mg，10mg，20mgと増量する。用いる際には点滴ラインのデッドスペースも急速にwash outすることが必要。
- [ ] 気管支喘息あるいはペルサンチン®の投与が行われているときは，アデホスは使いにくい。アデホスは気管支喘息を誘発することがあり，ペルサンチンはその効果を遷延させる。
- [ ] 今後の治療選択
    1) 薬物の頓用
    2) 持続的な薬物療法
    3) カテーテル・アブレーション
- [ ] 薬物療法の例
    1) 発作時　　　ワソラン　80mg ┐
    　　　　　　　インデラル®　20mg ├ 頓用
    　　　　　　　セルシン®　2mg ┘
    2) 予防的投与　サンリズム　150mg分3
    (リスモダン，シベノール，アスペノン，タンボコールなどのⅠ群抗不整脈薬，β遮断薬，ワソランなども効果が期待されるがその効果は患者間で大きく異なる)
- [ ] 頻回の発作があれば，カテーテル・アブレーションは90%以上の確率で根治を見込めることから，現在では第一選択となる。

> **メッセージ**
> AVNRTはカテーテル・アブレーションのよい適応となる。

●***Key Word***：発作性上室頻拍，AVRT，AVNRT，WPW症候群，房室結節二重伝導路，ワソラン，アデホス

**メモ：P波とQRSの位置からみた発作性上室頻拍の
　　　メカニズム**

□ 発作性上室性頻拍を心電図上のP波とQRSの位置関係からみると，
　● QRS波とP波が同期→AVNRT（図上）
　● 逆行性P波がST-T部にある→AVRT（図下）
　● 逆行性P波がQRS直前にある→非通常型（逆回りの）AVNRT，あるいは遅い副伝導路によるAVRT
□ P波がQRS波に重なるときには本例のようにrSr'パターン様に見えることがある。またS波に重なるときには，S波が消失したように見えることがある。いずれの所見も房室結節リエントリー性頻拍の診断に特異性が高い所見である。

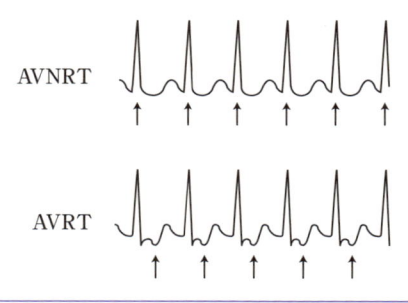

AVNRT

AVRT

Case 27 動悸など症状の多い中年女性

症例

- □ 54歳，女性。ここ数年，肩こりと全身倦怠を感じている。最近は労作時の動悸，息切れを訴えている。
- □ 胸部X線では心拡大はなく，肺野にも異常なし。心エコー検査でも異常を認めない。血液生化学的検査でも特記すべき異常はなく，甲状腺機能も正常である。
- □ 心電図が記録されている間にも，患者は軽い動悸を訴えていた。

Q 診断は？ また，どのように対処すべきか？

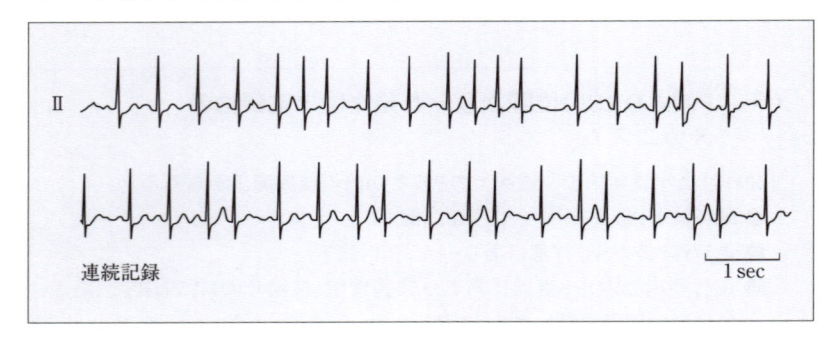

診　断

■ 診断は心房期外収縮の頻発である。この心電図記録時にも症状があり，少なくとも患者の訴える症状の一部は心房期外収縮のためと考えられた。

> ***Key Point***：中年以降の女性の胸部症状は心房期外収縮によるものが多い。

対　応

□ ホルター心電図を行い，症状と心房期外収縮の出現が一致しているか確認する。ホルター心電図の記録中は正確な症状記録を心がけてもらう。症状記録がなければ治療の必要性が判断しにくい。
□ 中年女性では，症状の一部しか心房期外収縮の発生と一致しないことが多い。症状があっても心房期外収縮がなかったり，逆に心房期外収縮が頻発していても症状がないことがしばしばある。こうした患者では，治療により心房期外収縮が減少しても症状は消失しないことが多い。
□ しばしば，図1のような心房期外収縮の連発(short run)を伴いやすい。

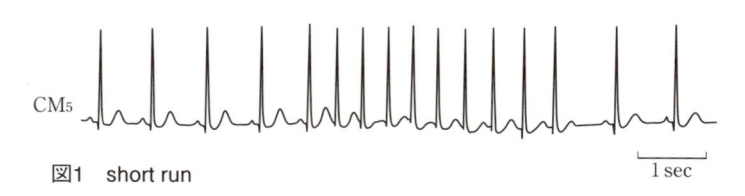

図1　short run

> ***Key Point***：患者の症状がすべて心房期外収縮によるとは限らない。

□ 健康に対する不安感が訴えの背景にあれば，患者の訴えに対する同意と支持，あるいは精神安定剤(セルシン，メイラックス®など)の投与により症状が緩和することも期待できる。心房期外収縮が危険な病気でないことを理解することにより症状が軽減することも多い。
□ 症状と心房期外収縮の出現がよく一致することは，心房期外収縮に対する治療を行う一つの条件となる。ただし，必ずしも心房期外収縮の数を減らすことが目的ではなく，症状の消失が目的となる。
□ 以下の5点を満たせば，抗不整脈薬治療を考慮する。
　● 症状が強い。
　● 症状と心房期外収縮の出現が一致する。

- ● 患者が治療を希望する。
- ● 呼吸器疾患や器質的心疾患を基礎にもたない心房期外収縮である（はじめから治療効果が期待しにくい症例は，治療の適応が低い）。
- ● 抗不整脈薬投与に支障のない心機能をもっている（たとえば，EF＞60%）。
- ■ 本症例では，本人の希望により投薬を行った。Ic群のサンリズム150mg/日で症状はすみやかに軽快した。
- □ 中年女性では抗不整脈薬によるQT延長を生じやすいので注意を要する。
- □ 選択しやすい抗不整脈薬として，Ib群のアスペノンとIc群のサンリズムが挙げられる。これらはQT延長を生じにくく，催不整脈作用はほとんど認められない。また，心機能の抑制（陰性変力作用）も少ない。β遮断薬も選択対象となる。

> **メッセージ**
>
> 中年女性では，安易な抗不整脈薬の投与は望ましくない。抗不整脈薬によるQT延長とtorsades de pointes 発生の頻度は女性に高い。

● ***Key Word***：動悸，心房期外収縮，short run，呼吸器疾患，催不整脈作用，陰性変力作用

Case 28 心房期外収縮か，心室期外収縮か？

症 例

- □ 45歳，男性。生来健康。
- □ 症状はないが，職場の健康診断で不整脈を指摘され来院。
- □ 異常QRSの期外収縮なので，PVCと診断されていた。

Q 診断は？ また，どのように対処すべきか？

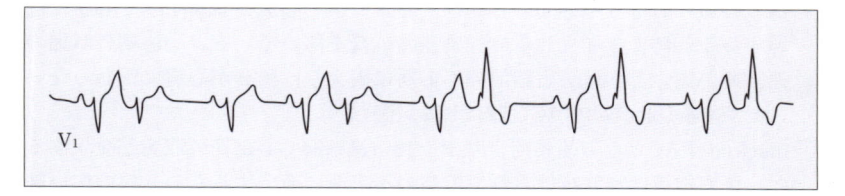

V₁

診　断

- ■ T波が尖っている部分はP波が重なっている（第1，4，6，8，10拍目）。
- ■ P波が先行した期外収縮であるため，変行伝導を伴う心房期外収縮（premature atrial contraction：PAC）と診断した。
- □ 心室に伝導する場合にも，正常なQRS波形となる場合と，QRS幅の広い脚ブロック波形となる場合（変行伝導）がある。
- □ 心室への伝導の有無やQRS波形の変化は，その心房期外収縮の連結期（先行P波からの時間）に依存している。心房から心室に至る興奮伝導をになう刺激伝導系（房室結節，His束，右脚，左脚）には，それぞれの部位特有の不応期（一度興奮すると一定の時間が経過するまで興奮することができない）が存在する。
- □ 房室結節における不応期の存在は，非常に早い心房興奮がすべて心室に伝導することによって生じる血行動態の破綻を防いでいる。心房期外収縮の連結期が短いときは房室結節の不応期に衝突し，興奮が心室に伝わらないことがある（blocked PACと呼ばれる。図1A）。
- □ blocked PACとなる連結期よりやや長い連結期で心房期外収縮が発生すると，房室結節は通り抜けられても脚の不応期に衝突するため，幅の広い脚ブロック型のQRSとなる。この現象を変行伝導と呼ぶ。通常は右脚の不応期が長いため，右脚ブロック波形となることが多い（図1B）。さらに連結期が長くなるとQRS波形は正常となる（図1C）。

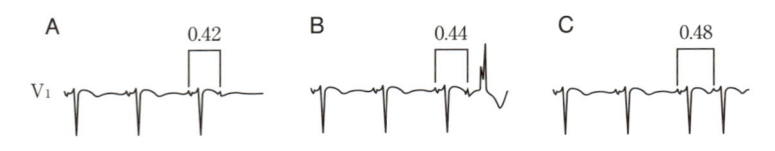

図1　連結期によって異なるPACの波形

Key Point：変行伝導を伴う心房期外収縮は，心室期外収縮と間違えやすい。

- □ 頻脈時には相対的に左脚の不応期のほうが長くなることが多く，その際は左脚ブロック型となる。ただし，変行伝導のパターンは症例により大きく異なる。変行伝導を念頭に置くことは，上室性不整脈と心室性不整脈の鑑別に重要である。

対　応

- ■ 心配のない所見であることを伝え，放置した。

Key Point：心房期外収縮は強い症状がないかぎり治療の適応はなく，精査もフォローアップの必要もない。

☐ 心房期外収縮のshort runが記録されたときや，動悸感があれば，発作性心房細動が生じているかもしれない。念のためホルター心電図を行う（心房細動罹患率の高い高齢者など）。

メッセージ

心房期外収縮はそれ自体は予後に影響しない。ただし，発作性心房細動が疑われるときはホルター心電図で確認する。

●***Key Word***：心房期外収縮，変行伝導，心房細動

Case 29 P波はないが細動波もない心電図

症例

- 83歳，女性。僧帽弁置換術を受けている。
- 労作時の息切れを主訴に来院。
- 胸部にラ音はなく，心雑音も認めない。
- 心電図は以下のとおりである。
- 心エコーでは左室収縮能は正常であった。
- 僧帽弁疾患があり，RR間隔も不規則なので心房細動が考えやすいが，細動波がはっきりしない。

Q このような心電図も心房細動といってよいだろうか？

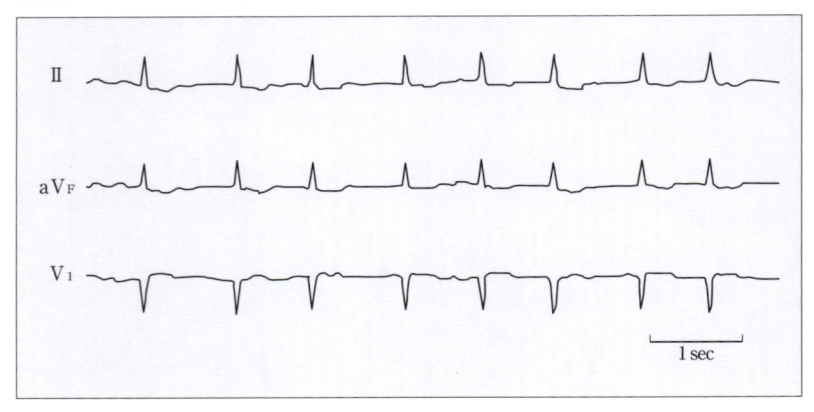

診　断

■ 診断は心房細動。
■ はっきりとしたf波（細動波）は認められない。また，QRS波は不整である。
■ 心房細動が長期間持続すると，このようにf波が認められない心房細動となることがある。それでもQRS波は絶対性不整脈（RR間隔がまったく不規則）を呈することから，心房細動と診断した。
□ 通常は高齢者，とくに心房細動の長期罹患例，心房拡大が著明な例にみられる所見である。
□ このようなf波のみられない心電図は，心房停止でもみられる。しかし，完全な心房停止では接合部調律となるため，基本的にRR時間は一定となる。
□ 一方，部分的な心房停止（partial atrial standstill）では心房細動，心房粗動，心房頻拍などが合併していることが多く，そのときは本症例のようにf波に乏しい心房細動となりうる。

対　応

■ 部分的心房停止と，それに伴う顕著な徐拍を考慮して，ホルター心電図を行った。徐拍のエピソードもなく，息切れを心疾患によって説明することはできなかったため放置したが，とくに支障なく経過している。

> **メッセージ**
> 細動波が見えなくても，RR間隔が不整なら心房細動と呼んでよい。

● ***Key Word***：心房細動，細動波，僧帽弁置換術，接合部調律，心房停止

Case 30　P波の異常と過剰心音

症　例

- 57歳，男性。健康診断で心電図異常を指摘され来院。
- 自覚症状はない。駅の階段で急いで登ると息切れがするようになったが，年齢のせいと考えている。
- 血圧112/76mmHg，脈拍72/min，整。聴診上Ⅰ音，Ⅱ音以外にⅡ音の直後に過剰心音が聴取される。

Q　診断は？　また，どのように対処するか？

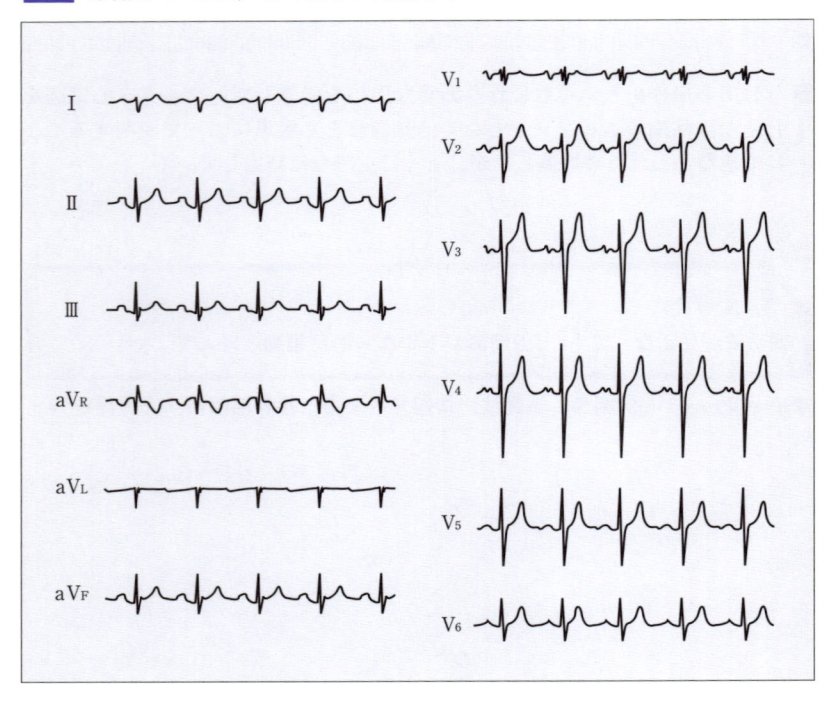

診　断

■ 心電図所見として，以下のものがみられた。
　右軸偏位
　P波延長（120msec）
　肢誘導，V_4，V_5のP波の後半成分が大きく，V_1でP波後半の陰性成分が大きい→左心性P波
　rsr' s'パターン（V_1），V_1誘導のQRS波高は小さい
　R/S比（V_5）＜1.0
■ V_1誘導の所見は不完全右脚ブロックではない。
■ これらの所見は左房負荷と右室肥大を意味している。過剰心音は僧帽弁開放音であろう。僧帽弁逆流音がなく，心電図上左室肥大所見がないことは，僧帽弁閉鎖不全がないことを示唆する。
■ 心エコーでリウマチ性僧帽弁狭窄症（僧帽弁口面積 1.1cm^2）と診断された。
□ リウマチ性弁膜症とは僧帽弁の狭窄（mitral stenosis：MS）がほとんどである。大動脈弁が単独でリウマチ性弁膜症として出現することはまずない。リウマチ性のASはMSと合併して認められる。
□ リウマチ性弁膜症は若年時の溶連菌感染の後遺症として発病する。この感染症の頻度は衛生環境に依存するものであり，現在では激減している。このため，現在認めるリウマチ性弁膜症は高齢者に多い。

対　応

■ 本症例は狭窄も自覚症状も軽度であり，ワーファリンのみによる内科的なフォローを開始した。

Key Point：僧帽弁狭窄とくれば心房細動がなくてもワーファリンによる抗血栓療法を行う。

□ MSは洞調律でも血栓塞栓症のリスクが高い。心房細動が生じると，その頻度はよけいに高くなる。ワーファリンによる血栓塞栓症予防が必須であり，トロンボテスト 20％以下，あるいはINR 2.0以上が確実に達成される必要がある。

Key Point："弁膜症ならジギタリス" というルールはない。

□ MS単独では，弁の狭窄による負担は左房とその手前にある肺や右心系に限局する。それゆえ，左室機能に対する負荷はなく，原則として左室不全はない。

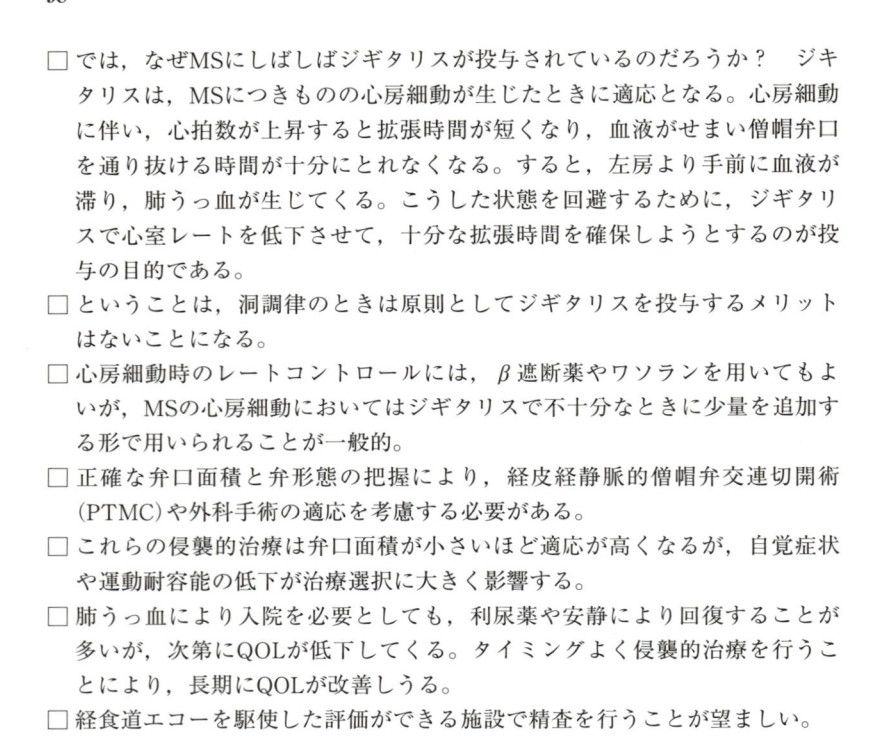

□ では，なぜMSにしばしばジギタリスが投与されているのだろうか？　ジギタリスは，MSにつきものの心房細動が生じたときに適応となる．心房細動に伴い，心拍数が上昇すると拡張時間が短くなり，血液がせまい僧帽弁口を通り抜ける時間が十分にとれなくなる．すると，左房より手前に血液が滞り，肺うっ血が生じてくる．こうした状態を回避するために，ジギタリスで心室レートを低下させて，十分な拡張時間を確保しようとするのが投与の目的である．
□ ということは，洞調律のときは原則としてジギタリスを投与するメリットはないことになる．
□ 心房細動時のレートコントロールには，β遮断薬やワソランを用いてもよいが，MSの心房細動においてはジギタリスで不十分なときに少量を追加する形で用いられることが一般的．
□ 正確な弁口面積と弁形態の把握により，経皮経静脈的僧帽弁交連切開術（PTMC）や外科手術の適応を考慮する必要がある．
□ これらの侵襲的治療は弁口面積が小さいほど適応が高くなるが，自覚症状や運動耐容能の低下が治療選択に大きく影響する．
□ 肺うっ血により入院を必要としても，利尿薬や安静により回復することが多いが，次第にQOLが低下してくる．タイミングよく侵襲的治療を行うことにより，長期にQOLが改善しうる．
□ 経食道エコーを駆使した評価ができる施設で精査を行うことが望ましい．

> **メッセージ**
> どのようなタイプの弁膜症も，薬物治療はせいぜい補助的な役割しかない．

● ***Key Word***：僧帽弁狭窄，僧帽弁閉鎖不全，リウマチ熱，大動脈弁狭窄，ワーファリン，血栓塞栓症，ジギタリス，心房細動，PTMC

診療のヒント
P波/右室肥大

◆ **P波の異常と器質的疾患**
● 肺性P
　Ⅱ,Ⅲ誘導でP波が高く尖ったもの(0.2mV以上)。肺疾患によりP波のベクトルが下方に向かうため認められる。肺気腫などの肺疾患で認められる。この所見を右房負荷と混同しないこと。
● 僧帽性P
　Ⅰ,Ⅱ誘導でP波幅が120msec以上と幅広くなり,二峰性となったもの。僧帽弁狭窄症でよくみられる。肢誘導のみで心電図を記録していた時代に名づけられた所見。
● 左心性P
　Ⅰ,Ⅱ,V_5,V_6誘導で二峰性で,第二の山が第一の山より顕著,さらにV_1のP波後半成分が幅広く陰転化しているもの。V_1のP波は,陰性の度合いよりも幅の広さを優位に考えたほうがよい。一般的に左房負荷の所見と考えられる。
● 右心性P
　V_1,V_2誘導のP波が高く尖ったもの(>0.2mV)。右房がV_1,V_2誘導直下にあるため,右房肥大,右房拡張がある場合に認められる。この場合にV_1誘導の陰性部分が深くなることがあるが,P波幅の延長はない。この所見を左心性P波と混同しないこと。

◆ **右室肥大の心電図所見**
● 右軸偏位(>110°)
● R/SV_1>1.0でRV_1>5mm(軽度の右室肥大では必ずしも5mmなくてもよい)
● R/SV_5<1.0
● V_1のQRS波形は様々のものをとりうる——Rs型,qR型,rsr' s'型,右脚ブロック型など
□ 右室肥大,右室負荷の心電図は右脚ブロックと似ている。とくに右胸部誘導の二峰性パターン(rsr'パターン)により,両者を混同してしまうことはないだろうか。実は,右脚ブロックのときの二峰性パターンはV_3あたりまで認められるのに対して,右室肥大や右室負荷ではV_1のみか,せいぜいV_2どまりであることが多い。右室肥大や右室負荷の程度に応じてV_1のQRS波形も異なる。たとえば,qR型はRs型よりも右室圧が高い傾向にある。

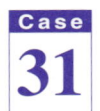

Case 31 僧帽弁閉鎖不全に伴う心房細動の治療は？

症例

- 52歳, 男性。2年前から心房細動発作が出現し投薬を受けていた。当初はリスモダンにより洞調律が維持されていたが, この2週間ほど心房細動が持続性となったため, 一般内科外来から循環器外来へ紹介となった。
- 心電図上心房細動を認めるが, 心室レートは高くない。
- 心エコーでは, 僧帽弁逸脱による僧帽弁閉鎖不全（mitral regurgitation：MR）を認めた。

Q どのような治療方針をたてるべきか？

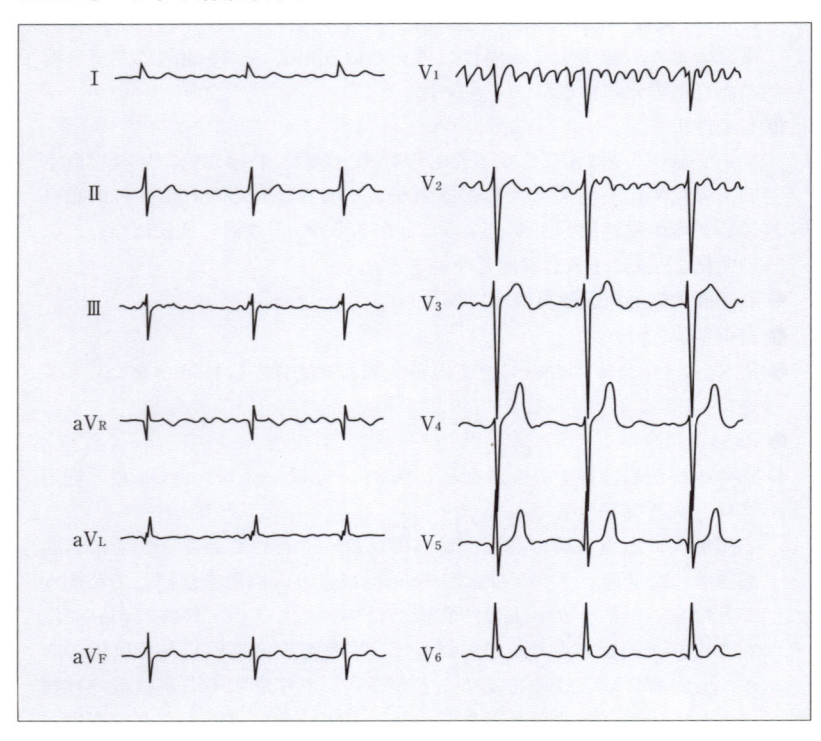

診　断

■ MRによる心房負荷を背景とする心房細動である。
■ これまで，心エコーを施行せずに胸部X線のみからlone AFとして治療されていた。カルテには心雑音に関する記載はなかった。
□ 「そんないい加減な診断と治療が行われることは普通ではありえない」という意見もあるが，実はしばしばみられる。

> *Key Point*：
> 　1) 心房細動とくれば，まず甲状腺と僧帽弁。
> 　2) 心エコーを行わずに心房細動の治療は始められない。

対　応

■ 僧帽弁輪形成術が可能な現時点で，手術を考慮する。

> *Key Point*：心房細動が僧帽弁閉鎖不全を背景にしていたら，手術(弁形成術)の適応を考慮する。

□ MRが進行すれば，心房細動も薬物治療に抵抗性となりやすい。
□ この時点でも直流通電を行えば洞調律への復帰は可能かもしれないが，長期に維持することは容易でない。

> *Key Point*：「心房細動も心不全症状も薬物治療でコントロールできたので治療を継続した」というのは不適切な選択。

□ 弁形成術で修復できれば，人工弁に置換するよりも管理が容易であり(ワーファリンの投与を避けられる)，患者の負担も少ない。心機能に余力があっても，最近は早めに外科的処置を行う傾向にある。
□ ただし，後尖に比べ前尖の障害は弁形成術が難しい。弁置換が避けられないときは，症状が少ないうちは手術を急がない。
□ MRは心房細動発生の素地ではあるが，血栓塞栓症のリスクは僧帽弁狭窄(MS)よりも低い。ある検討(Nakagami et al, Am Heart J 1998)では，径48mm以上左房拡大のあるMRの血栓塞栓症発生率は7年間で9%であり，一方，中等症以上のMSでは25%であった。明らかにMRのほうがリスクが低いが，MRでは抗凝固療法はまったく不要と断定することははばかられる。

> *Key Point*：常識として，血栓塞栓症のリスクは僧帽弁狭窄で高く，僧帽弁閉鎖不全では低い。

□ MSでは左心房内血液の凝固線溶系の活性は全身血よりも亢進しているという。MRでは血流停滞が生じにくいので，このような凝固線溶系の変化は観察されない。

> **メッセージ**
> 1) 基礎心疾患が修復可能であるとき，心房細動や心不全を漫然と薬物でコントロールすることは望ましくない。
> 2) 心エコーのレポートに"中等度以上(moderate〜severe)の弁膜症"という記載があったら，専門医にコンサルト。

●***Key Word***：僧帽弁閉鎖不全症，僧帽弁狭窄症，心房細動，血栓塞栓症，ワーファリン

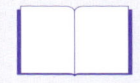

診療のヒント
弁膜症の不整脈および手術

□ 僧帽弁膜症はどのくらいの頻度で心房細動を合併しているだろうか？母集団や定義によってその数値は異なるだろうが，MSのみで29%，MRのみで16%という数値がある(Diker E, Am J Cardiol 1996)。

□ 慢性心房細動を伴う僧帽弁疾患に外科治療を行ったあとに，どれくらい洞調律化が期待できるであろうか？ 術後1年の段階で洞調律に復帰している割合は，MSで17%，MRで44%，両者を合併しているときは26%であったという(Kalil et al, Ann Thorac Surg 1999)。近年は，弁の手術と同時に，心房を小さく分割することによって心房細動の抑制をねらうmaze手術も行われることがある。

□ 大動脈弁疾患では心室性不整脈が多いようだ。大動脈弁狭窄症(aortic stenosis：AS)50例，大動脈弁閉鎖不全(aortic regurgitation：AR)27例，および両方を認める19例でホルター心電図を施行したところ，以下のような結果が得られた(Michel PL et al, Acta Cardiol 1992)。
- PVCの出現率89%，時間あたり30個を超える頻発例は21%。
- 3連発以上は12%。
- 狭窄か閉鎖不全かは，PVCの頻度や性状に無関係。
- 心室壁の肥厚が強いほうが，PVCが多い。
- 弁置換を行うと，PVCの頻発は少なくなる。

□ MR手術症例576人の追跡調査では，5年生存率は77%，5年以内に心不全を生じる頻度は23%であった(Enriquez-Sarano M et al, Circulation 1995)。心不全が修復弁や人工弁の機能不全によって生じたものは1/3であり，多くは術前からみられた左室機能不全の増悪であった。人工弁に比べ，弁形成術を施行できた患者のほうが有意に予後が良い。また，術前術後に一時的にでも心不全を呈した患者は予後不良。

□ 僧帽弁にしろ大動脈弁にしろ，閉鎖不全症では左室への容量負荷がもたらされるため，左室不全の進行が問題となる。そのため，閉鎖不全症では左心機能障害が可逆的なレベルにあるうちに外科治療を行うことが原則となる。これとは対照的に，純粋な狭窄性の弁膜症では左室機能の障害は進展が遅いため，自覚症状も外科的治療の適応決定に大きな意味をもつ。

□ 中等度以上のARの診断後，手術せずに経過観察を開始した246人に関する調査の結果を示す(Dujardin KS et al, Circulation 1999)。
- 10年生存率：34%

- 10年以内に心不全に至る頻度：47%
- 10年以内に弁置換を受ける頻度：62%
- 10年後まで弁置換なしで生存する割合：25%
- 10年後まで弁置換なしで，心不全も生じずに生存する割合：17%

自覚症状を伴っていたり，EFが低下しているほうが予後不良なのは言うまでもない（死亡率25%/年）。しかし，無症状であっても，EFが若干でも低下傾向（＜55%）にあったり，左室径が拡大しているときは，予後は悪い（死亡率6〜8%/年）。

Case 32 止まらない動悸

症例

- 68歳，男性。午後1時頃より動悸が生じ，午後3時に来院。
- これまでにも同様な発作があったが，安静にて消失していた。
- 既往歴に特記すべき所見はなく，脈の不整以外に異常所見はない。
- 外来で行った心エコーでは左室機能は良好であった。

Q 診断は？　また，どのように対処すべきか？

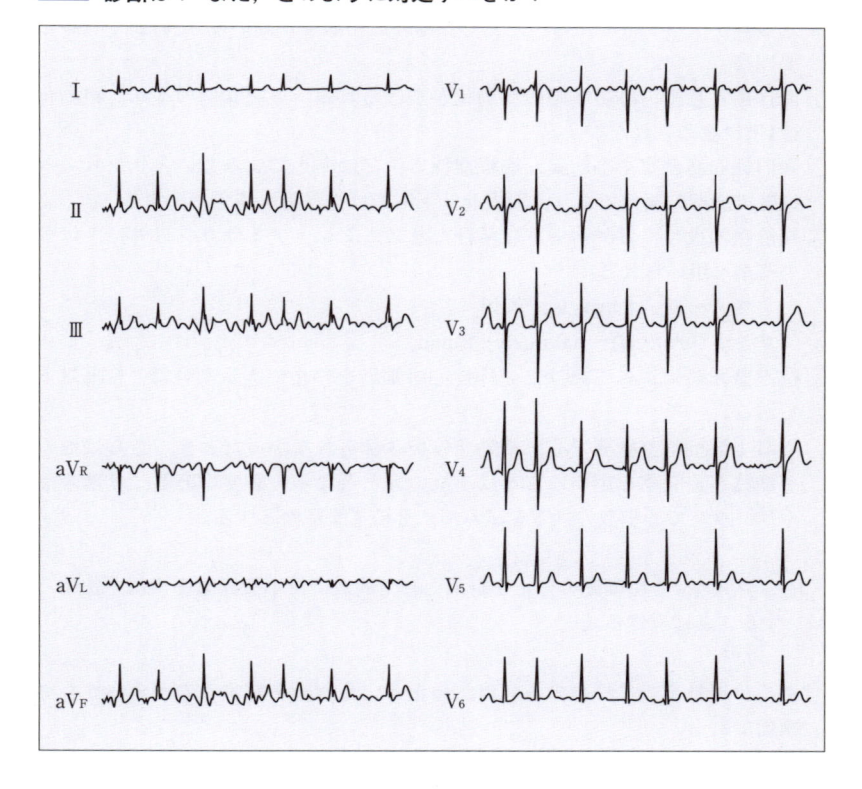

診 断

■ 発作性心房細動である。
■ 病歴から発作性心房細動がたびたびあったようで，今回は約2時間続いている。
■ 高齢者では昼間のほうが発作性心房細動の出現が多い。

対 応

■ サンリズム50mg 3カプセルを1回頓服で経口投与を行い，処置室にて1時間休養させた。投与後40分で心房細動は停止した。
□ サンリズム頓用はわが国で開発された投与法であり，43％(17/40)は1時間以内に停止する(Atarashi H et al, Am J Cariol 1996)。
□ 本法は静脈注射ではないため静脈路を確保する必要がなく，簡便に施行できる点がメリットである。ただし，薬物血中濃度が高い投与2時間くらいは要観察。
□ 副作用として，心房細動の粗動化が挙げられる。上記40例のうち，粗動化は1例に認められた。
□ 陳旧性心筋梗塞や心筋症，心機能低下例ではあえて試みない。サンリズムは腎排泄型の薬剤であり，腎機能低下例では投与量を控えめにする。
□ 経静脈的投与には66ページに挙げたリスモダンとアミサリン以外に，以下の薬剤も用いられる。
　　シベノール　1.4mg/kg/5min
　　タンボコール　50〜100mg/5〜10min
□ 抗不整脈薬によって急性に発作性心房細動を停止できる割合は，50％以下である。
□ あるⅠ群抗不整脈薬で心房細動を停止させられなかったとき，さらに他のⅠ群抗不整脈薬を用いることは事故のもととなる。必要に応じ，β遮断薬やワソランで心拍数の低下を試みて，そのまま観察とする。

> ***Key Point***：心房細動の停止を目的として複数の抗不整脈薬を重ねて使用することは避ける。

□ 多くは翌日までに停止する。自然停止という特徴を有するのが発作性心房細動である。
□ そのまま観察ということは，入院して心電図をモニターすることだろうか？ 気軽に入院できればよいが，患者と病院の都合もあり，多くは帰宅してもらうことになる。
□ できれば翌日にでも洞調律に復帰しているか否かを確認したい。もし，心

房細動のままであれば,
- 再び急性の洞調律化をねらった薬物治療
- 電気的除細動

が考慮されるが,ここでも専門医にまかせるのが現実的な対処となる。

> **メッセージ**
> 心房細動が止まらないからといって複数の抗不整脈薬を重ねて使用してはいけない。専門家にコンサルト。

●**_Key Word_**:発作性心房細動,β遮断薬,サンリズム,ワソラン,リスモダン,シベノール,ダンボコール,電気的除細動

Case 33 初回発作で基礎疾患のない心房細動

症　例

□ 37歳，男性。会社の決算期に入り忙しい毎日を送っているうえ，昨夜は宴会で痛飲した。朝，通勤途中から動悸が始まり，会社の医務室にて心電図を記録した。このようなエピソードははじめての経験である。
□ 心電図では，下図のような心房細動が記録された。
□ その後，1時間ほどの安静にて洞調律に復した。

Q　どのような対処が望ましいか？

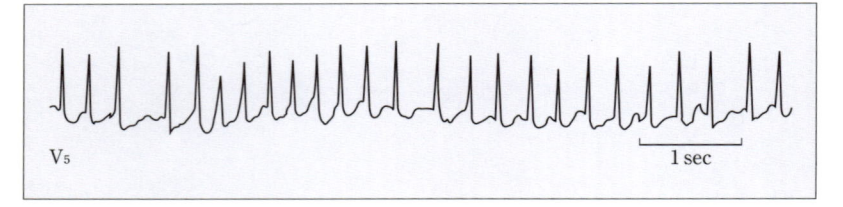

V₅　　1 sec

診　断

■ 胸部X線，心エコー，および甲状腺機能を評価したが，いずれも正常であった。発作性のいわゆるlone atrial fibrillation（lone AF：器質的心疾患を含め，背景となる病態を指摘できない心房細動）と診断した。
□ 若年者の心房細動は疲労やストレスが誘因となる。
□ 飲酒も発作性心房細動の誘因となる。

Key Point：疲労と飲酒は心房細動のトリガーとなる。

対　応

■ 無投薬で放置した。本症例はその後数年にわたって動悸発作はなく，検診の心電図も常に洞調律であった。

Key Point：慢性の lone AFが危険の少ない病態か否かは議論があるが，少なくとも発作性の lone AFではリスクは少ない。

□ 器質的心疾患がなく発作性であれば，予後への影響が少ないAFと推測される。
□ 50歳以下のlone AF患者145人の経過が報告されている（Scardi S et al, Am Heart J 1999）。観察期間10±8年の間に，発作性lone AF 96人では脳梗塞1人，一過性脳虚血発作（TIA）2人，心筋梗塞 1人を認めたのみであった。一方，慢性のlone AF 49人では血栓塞栓症が 7人（腸間膜動脈血栓塞栓症 2人を含む）に認められた。
□ 初めて発作を経験した106人の lone AF患者（平均年齢65歳，経過観察67±10カ月）の経過を追跡した別の報告（Rostagno C et al, Am J Cardiol 1995）では，
　● AFが再発した者：59人（56％，平均年齢63歳）
　　AFが再発しなかった者：47人（44％，平均年齢68歳）
　● 再発した者のうち年に3回以上AFがみられたもの：5人（5％）
　● 慢性のAFへ移行したもの：5人（5％）
　● 抗不整脈薬は再発群の65％に，非再発群26％に投与されていた。
　● 洞不全症候群によりペースメーカの植え込みが必要となった者：4人（4％）
　● 高血圧：8人（8％）
　● 心筋梗塞の発生：3人（死亡1）
　● 脳血栓塞栓症：7人（死亡 2）はいずれもAF再発群

- ● 総死亡数：21人（平均年齢74歳，内訳は心臓死11，非心臓死5，不明5）
- ● AF再発群とAF非再発群では生命予後は同じ．
- ● 高年齢群と低年齢群に分けても，lone AF患者の生命予後はAFを認めない対照群から予想した生命予後と差はなかった．

□ 発作性心房細動とひとくちに言っても，その発作頻度や持続はまちまちである．はじめての発作であれば，どの程度てごわいAFかを知ることはできないので，すぐに投薬を開始することを勧める根拠はない．

メッセージ
初回発作のlone AFでは，すぐに治療を開始するメリットは少ない．AFが長期間再発しないことがある．

●***Key Word***：発作性心房細動，lone AF，疲労，飲酒，血栓塞栓症

メモ：定義することの難しい用語：lone AF

- □ 器質的心疾患や甲状腺疾患などを伴わない心房細動は，lone AFと呼ばれる。学会の用語集によれば，日本語では"孤立性心房細動"と呼ぶのが正しいらしい。
- □ lone AFとは不適切な用語だという意見がある。おそらく以下に述べるような理由によるものであろう。
  - ● 心房細動が生じること自体がなんらかの心疾患が潜んでいることを示しているので，定義に矛盾がある。
  - ● どの程度の評価を行うことによって背景疾患がないというのか厳密に定義されていないので，診断が医師によって異なる。
  - ● 高血圧は直接の関与は少なくても，慢性的に心臓への負担があるという点では，無縁とも言い難い。このような間接因子の有無を診断にどう盛り込むのがよいのか，根拠が得にくい。
  - ● 加齢も心房細動の発現を促進する。若年者と高齢者を同じ診断基準でひとくくりにするのは無理がある。
- □ lone AFとは趣が異なるが，"弁膜症によらない心房細動（nonvalvular AF）"という概念もある。これにしても，拡張型心筋症や陳旧性心筋梗塞による心房細動と基礎疾患が明らかでない心房細動をひとまとめにしている弱みがある。
- □ では，lone AFという用語は捨てられつつあるのだろうか？ 答えはノーだ。確かに学会ではうかつには使えないが，臨床の場ではまだまだ通用する。
- □ 個々の患者の心房細動を一語で性格づけることのできるこの言葉は，医師同士のコミュニケーションに重宝されている。
- □ ちょうど人間のタイプを分けるときに，"いい人"と"いやな奴"に分けるのに似ている。"いい人"と"いやな奴"を分けるとき，それほど意見が分かれることはないだろう。もちろん，出会ったその日には決めにくい場合もあるし，なんらかの厳密な基準にあてはめて判断するものでもない。それでも，ちょっと付き合えばだいたいわかる。
- □ 不整脈のなかでも，心房細動はとくに多彩な病態と関わっている。個々のケースにおいて入り組んだメカニズムと増悪因子を本当に解き明かすことは容易ではない。
- □ そのような限界があるからこそ，lone AFというファジーな用語が生きてくる。

Case 34 発作性の動悸，予防として用いる抗不整脈薬は？

症例

- 47歳，男性。半年前より週に2～3度の動悸を自覚している。
- 動悸は夜間に多く，朝の出勤のころには消失している。ときに昼食後にも動悸が起こるが，これは短時間で消失する。
- 身体所見上異常なく，安静時心電図，心エコーも正常。
- ホルター心電図にて，下記のような発作が記録された。

Q どのような抗不整脈薬を投与するか？

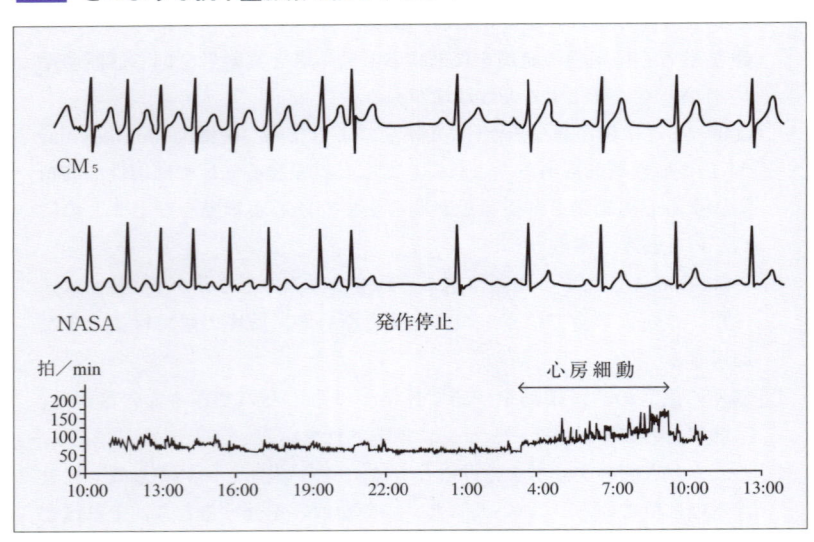

診　断

■ 発症時間帯が夜間優位かつ若年であることから，迷走神経緊張による発作性心房細動と診断した。
□ 迷走神経は心房不応期を短縮させ，心房細動を誘発，維持しやすくさせる（心房のアセチルコリン感受性Kチャネルを開口させ，活動電位持続時間が短縮する）。
□ このような迷走神経依存型の発作性心房細動は60歳以下の若年者に多く，発作は夕方から深夜にかけて発症し，翌日午前中に自然停止しやすい。

対　応

■ 抗コリン作用を有するリスモダンR(150mg)2cap/日を投与した。
□ 迷走神経による発作性心房細動と考えられるので，抗コリン作用を有する薬物の効果がもっとも期待される。
□ 抗不整脈薬の抗コリン作用は副作用（口乾，便秘，尿閉）として有名であるが，逆にこの副作用自体が抗不整脈作用となる。
□ 同様な作用を有する薬剤としてシベノールやピメノールもあるが，抗コリン作用の程度は弱い（両薬剤とも直接的にアセチルコリン感受性Kチャネルを抑制する）。

メッセージ

迷走神経が関与する発作性心房細動では若年者が多いため，Ⅰ群薬でも問題となる副作用は生じにくい。リスモダンを第一選択とする。

●***Key Word***：心房細動，迷走神経緊張，抗不整脈薬，抗コリン作用，リスモダン

診療のヒント
発作性心房細動の治療

◆ **基礎心疾患の有無**
☐ 基礎疾患の治療をまず優先する
- 甲状腺機能亢進症
- 徐脈頻脈症候群
- 低カリウム血症
- 弁膜症
- 心機能障害

◆ **心房細動発作のパターンに応じた抗不整脈薬選択**
☐ 発作性心房細動の発症には，自律神経機能が密接に関与している。心房細動発作が終日均等に出現せず，ある一定の時間帯に出現しやすいという事実により，この考え方が支持される。

☐ 逆に，この心房細動発作の日内変動から自律神経機能の関与を類推し，治療に応用することが効果的な予防につながると期待される。

- 若年者(60歳以下)の場合
  心房細動発作に迷走神経緊張が関与していることが多い。
  1) 発作が夕方から朝方(特に深夜帯)にしか生じない場合(夜発作が始まり出勤時には停止している)，あるいは
  2) 食後に生じやすいが，とくに夕食後の発作持続時間が長い場合
  などがそれにあたる。
  このような日内変動があれば，迷走神経遮断作用をもつ抗不整脈薬が効果的。
    ・リスモダンR 300mg／日
    ・シベノール 300mg／日
    ・ピメノール 200mg／日

- 高齢者(60歳以上)の場合
  若年者とは逆に，交感神経緊張が関与していることが多い。心房細動発作が午前中から日中にかけて生じやすく，とくに労作や運動に伴って生じるなら，β遮断薬あるいはβ遮断作用を有する抗不整脈薬を選択する。
    ・テノーミン® 25mg，あるいは50mg／日
    ・プロノン® 300mg／日

◆ **薬理学的見地からみた抗不整脈薬選択**
☐ 心房細動発作の出現パターンが一定せず，上記の日内変動が確認されないときには，抗不整脈薬のもつ薬理学的作用に基づいてもっとも効果のある薬物を選択せざるをえない。
☐ 単純な薬理学的作用をもつものから開始し，効果が不十分なときに，さらに複雑な薬理学的作用をもつ抗不整脈薬に変更するのが基本となる。
☐ 多くの抗不整脈薬はNaチャネル抑制作用をもっているので，これを基本とする。
　● まず純粋なNaチャネル抑制薬を用いる。
　　・サンリズム　150～200mg／日
　● 効果のない場合にはさらに軽度のKチャネル抑制をあわせもつ薬剤を使用する。
　　・タンボコール　200 mg／日
　● これら2つの薬物は，心房細動を心房粗動にして安定化させてしまうことがあるので注意する。効果のない場合には，さらに複雑な薬理学的作用のあるものへ変更する。
　　・[タンボコール様作用]＋β遮断
　　　プロノン
　　・[タンボコール様作用]＋I_f（自動能の背景となる電流）遮断
　　　アスペノン
　● より複雑なチャネルの遮断
　　　リスモダン，シベノール，ピメノール，ベプリコール®
　● 最後の砦
　　　アンカロン®：表向きの適応は肥大型心筋症の心房細動のみに限られている。

　　　　　　　　　　＊　　　　　＊　　　　　＊

☐ 以上述べた薬剤選択の順番は，現在までに得られている各薬剤の薬理作用に基づいた，ひとつの提案である。実際には，処方する側の経験や，基礎心疾患，心機能，肝・腎機能，あるいは年齢などの患者像に応じて臨機応変にこの順序も変更されるだろう。
☐ サンリズムについて述べると，イオンチャネルへの作用が単純であることから催不整脈作用の点で不安が少なく，かつ常用量では心機能の抑制が比較的少ない。このことが，本剤を優先して選択する理由である。

□ 有効性と使いやすさは別のものである。おそらく，常用量で比較すると，サンリズムよりもタンボコールのほうが心房細動への効果としては優るだろうし，極端に高齢でもなく器質的異常が顕著でなければ，タンボコールを長期に使用してもリスクはほとんどない。しかし，薬理作用が複雑なものは，若干でも潜在的なリスクが多い。

□ 薬理学的見地からみた抗不整脈薬の選択を柔道の勝ち抜き戦にたとえると，小柄でも素直な性格の選手のほうを先鋒に選ぶことに似ている。自軍の選手が負ければ，順次強い選手を繰り出す。特別の理由がなければ，強い選手を先には出さないだろう。一方，対戦相手の5人がいずれも背負い投げに弱く，かつ背負い投げが得意な選手が自分のチームにいれば，その選手に連続5人抜きの栄誉を与えたい監督もいるだろう。これが，副交感神経活動への依存性など心房細動発作の背景を念頭においた薬剤選択に相当する。

Case 35 心房細動患者にジギタリスを投与したが，なぜ動悸が続くのか？

症例

□ 54歳，男性。4年ほど前から孤立性心房細動（lone AF）の診断のもとに，ジゴキシンが1錠処方されている。当初より息切れ感が強い。

□ 心エコーでは心拡大は軽度であり，心収縮力は軽度の低下を示した。器質的心疾患はなさそうに見える。

□ ホルター心電図の実記録を示す。

Q ジゴキシンによる心室レートの調節が不十分であることはわかるが，ジギタリスはなぜ心房細動患者の動悸感を解消しないことが多いのだろうか？

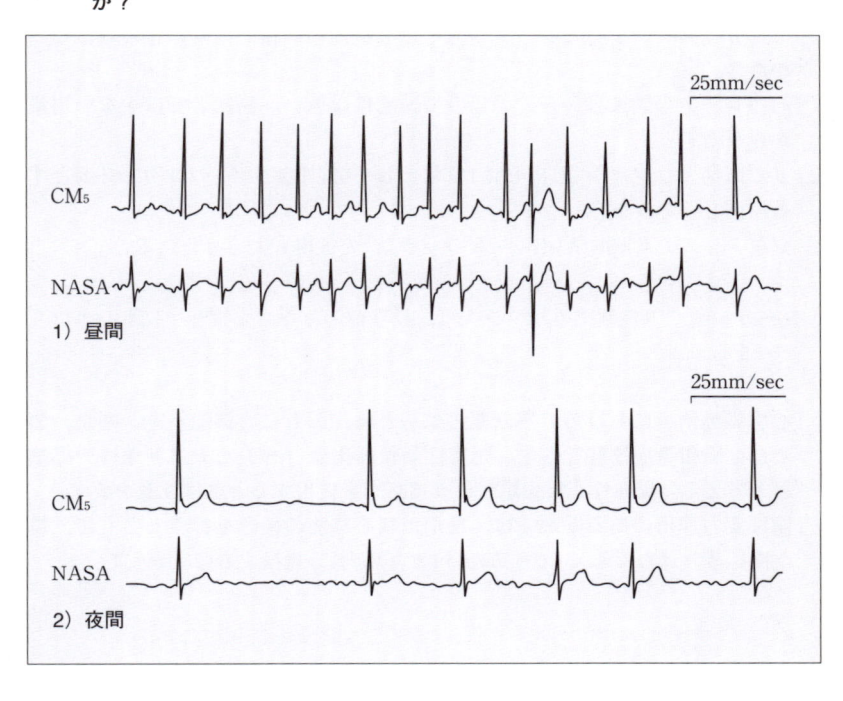

対 応

■ ジギタリスは房室伝導を抑制する力は少ないので，ジギタリス単独の現治療は不十分である。心拡大があるので，そのままジギタリスを投与しながらテノーミン25mg/日を併用したところ，症状はほぼ消失した。

> ***Key Point***：ジギタリスは安静時のレートは下げるが労作時のレートはあまり低下させないので，動悸感が残りやすい。心房細動のレートコントロールを比較すると，1) β遮断薬，2) ワソラン，3) ジギタリス──の順番で効果が強い。

□ ジギタリスは副交感神経活動を亢進させて房室伝導を抑制すると推測されており，房室結節経由の伝導に関与するイオンチャネルを直接抑制して不応期や伝導時間を延長させる作用は，実質的にはない。ジギタリスの房室伝導の抑制効果は小さい。
□ 心機能不全があっても，高い心室レートが心機能低下の主たる原因であれば，β遮断薬によってレートの低下と心機能の回復が同時に得られることがある。
□ 心室レートの調節は，多くの場合で緊急性は低い。高齢者では少ない用量から漸増する。
□ β遮断薬とワソラン（しばしば1日量として6錠を要する）の併用を必要とする症例も稀ではない。
□ ジギタリス + β遮断薬（あるいはワソラン）の併用もよく行われる。

> ***Key Point***：β遮断薬とワソランは，投与前のみならず投与中にも心エコーを行う。

□ 心房細動治療におけるβ遮断薬の禁忌とは，おもに心機能不全，喘息，および徐脈頻脈症候群をさす。閉塞性動脈硬化症（ASO）もβ遮断薬は一応禁忌と考える。虚血性心疾患患者にβ遮断薬を使用するときは注意を要する。
□ 陰性変力作用のある薬剤では，使用前に心機能の確認を行うとともに，投与開始後しばらくして（できるだけ1カ月以内に）再検するほうが安心。

Case 35 心房細動患者にジギタリスを投与したが，なぜ動悸が続くのか？

> **メッセージ**
> 「心房細動のレートコントロール＝いつでもジギタリス」は誤り．禁忌でないかぎり，心房細動のレート調節はβ遮断薬を第一選択とする．

● ***Key Word***：心房細動，ジギタリス，β遮断薬，ワソラン，徐脈頻脈症候群，陰性変力作用，閉塞性動脈硬化症

メモ：不整脈にジゴキシンをどう使うか

□ ある報告（Ahuja et al, Int J Cariol 1989）では，0.25〜0.50mg/日のジゴキシンは，安静時の心室レートとしては平均で116/minから60/minに大幅な減少をもたらしたが，運動中の最大心室レートは平均190/minから182/minにしか減少させなかった．

□ 図Aはジゴキシンとワソラン（6錠/日）とを比較したものである（Promfret et al, Clin Sci 1988）．ジゴキシンは平均血中濃度1.6μg/lと十分なレベルに維持した状態のデータであるが，運動中の心拍数はワソランより20/minほど高い．

□ 図Bはジゴキシン（血中濃度0.6〜1.8μg/l）とβ遮断薬のチモロール（ブロカドレン®）20〜30mg/日を比較したものである．ブロカドレンは安静時と運動時の両心拍数をジゴキシンよりも大幅に低下させていた．ただし，安静時にもともと心拍数が低い患者ではその低下率は小さく，高い心拍数を選択的に緩和していた．

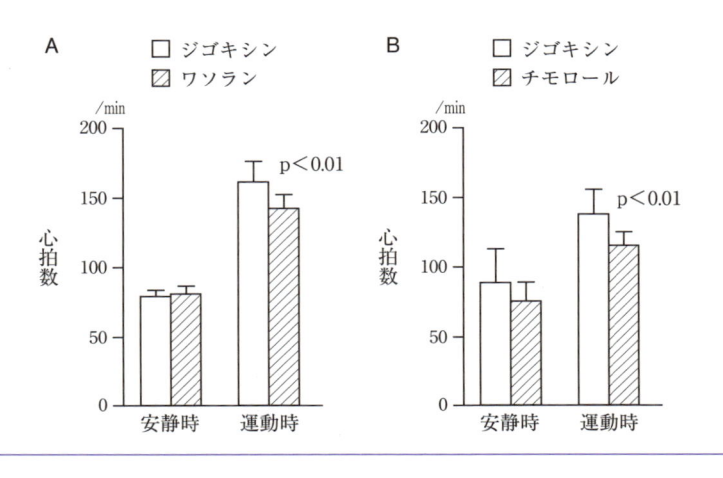

Case 36 甲状腺機能亢進症をもつ心房細動

症例

- □ 44歳，男性。先月より心房細動が持続していたために，他医よりジゴキシン0.25mgが投与されているが，動悸感が強いために受診。
- □ 甲状腺腫を認め，発汗や軽度の体重減少などから甲状腺機能亢進症を疑われる。

Q

甲状腺機能亢進症による心房細動に対して抗不整脈薬を投与すべきか？
甲状腺機能亢進症の治療によって心房細動は改善するだろうか？

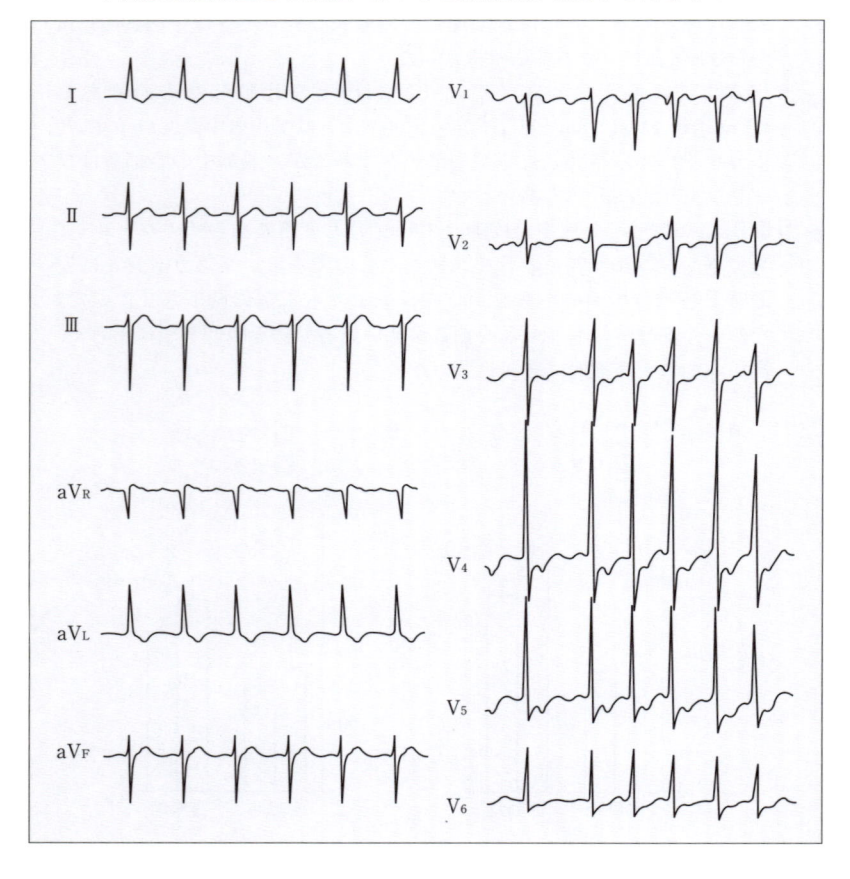

診　断

■ 心エコーと甲状腺ホルモンの測定を施行した。
■ T_4は27μg/dl（正常値：4.5〜12.0），TSH＜0.1μU/mlの甲状腺機能の亢進を認め，心エコーは壁運動亢進(hyperkinetic)であった。

Key Point：心房細動をみたら，甲状腺機能をチェック。

□ 甲状腺ホルモンは心房の被刺激性を高めるために，心房性不整脈が多くなる。
□ 発作性と慢性のものを合わせると，甲状腺機能亢進症の10〜20％に心房細動を認めるという。
□ 逆に967人の心房細動症例の背景を検討した報告では，顕性の甲状腺機能亢進症はわずか1％にすぎなかった。ところが，TSHの低下や既往歴としての甲状腺機能亢進症は19％の高率に達していた(Kerr C et al, Eur Heart J 1996)。
□ 血栓塞栓症を伴う心房細動の10％以上に甲状腺機能異常を認めたとする報告もある(Monreal M et al, Angiology 1988)。どの程度まで，甲状腺機能の異常を検索するか，あるいはどういう母集団を対象とするかによって得られる数値は異なってくるだろうが，心房細動の背景として甲状腺機能亢進症は無視しえない位置を占める。

対　応

■ 抗不整脈薬は用いず，β遮断薬による心室レートのコントロールを行った。

Key Point：抗甲状腺薬などの治療により早めに甲状腺機能が正常化すれば，洞調律に復帰するものが少なくない。

□ 心房細動を伴う甲状腺機能亢進症162人の経過を追跡した報告(Nakazawa et al, Am J Med 1982)では，甲状腺機能正常化の13カ月以内に101人で洞調律への自然復帰が認められた。最終的に，洞調律化のほとんどは甲状腺機能正常化4カ月以内にみられた。また，洞調律化した症例と心房細動のままの症例では，甲状腺機能正常化までに心房細動が持続していた期間は，それぞれ10±11週間，64±62週間と大きな差があった。
□ 甲状腺機能正常化まで半年以上も心房細動が続いていたり，甲状腺機能正常化ののち4カ月を過ぎても心房細動のままであれば，直流通電による除細動の適応を考える。

> ***Key Point***：甲状腺機能亢進症の心房細動は，甲状腺機能の正常化を優先しながら，β遮断薬によるレートコントロールを行う．

☐ 甲状腺機能亢進症の心房細動では通常hyperkineticな心臓であるため，原則としてジギタリスは使用しない．

☐ もし，心機能の維持改善や房室伝導の抑制にジギタリスを投与せざるをえないときは，ジギタリスの効果が甲状腺機能亢進症によって修飾されることに注意を要する．甲状腺機能亢進症ではジギタリスの半減期は短く，薬理学的にもジギタリスの効果が減弱する．心不全を伴う甲状腺機能亢進症の治療は，専門医に依頼するのが望ましい．

☐ 投薬にβ遮断薬とワーファリンを加える．β遮断薬は洞調律のときにも使用するのが一般的である．

☐ ワーファリンによる抗血栓療法は，洞調律化後もしばらくは継続する(3カ月以上の継続を勧める研究者もいる)．

> **メッセージ**
> 甲状腺機能亢進症に伴う心房細動には，ジギタリスは用いない．

●***Key Word***：心房細動，甲状腺機能亢進症，ジギタリス，β遮断薬，ワーファリン

Case 37 慢性心房細動患者にTIAが起こった

症 例

- 64歳，男性。3年前の検診で心房細動が指摘された。近医にて，これまで6種類の抗不整脈薬が投与された。電気的除細動も2度ほど行われているが，いずれも1週間以内に心房細動が再発した。
- 高血圧はあるが，心エコーでも左房径の拡大のほかには有意な所見がなく，lone AF と診断されていた。
- 血栓塞栓症のリスクは比較的低いと考えられている lone AFだが，ワーファリン3mgが投与されている。トロンボテストは30～40%。
- 今回，右不全麻痺と構語障害が出現したため救急受診。来院時には神経学的所見はほとんど消失していたが，神経内科の医師はTIAと診断した。

Q どのように対処するか？

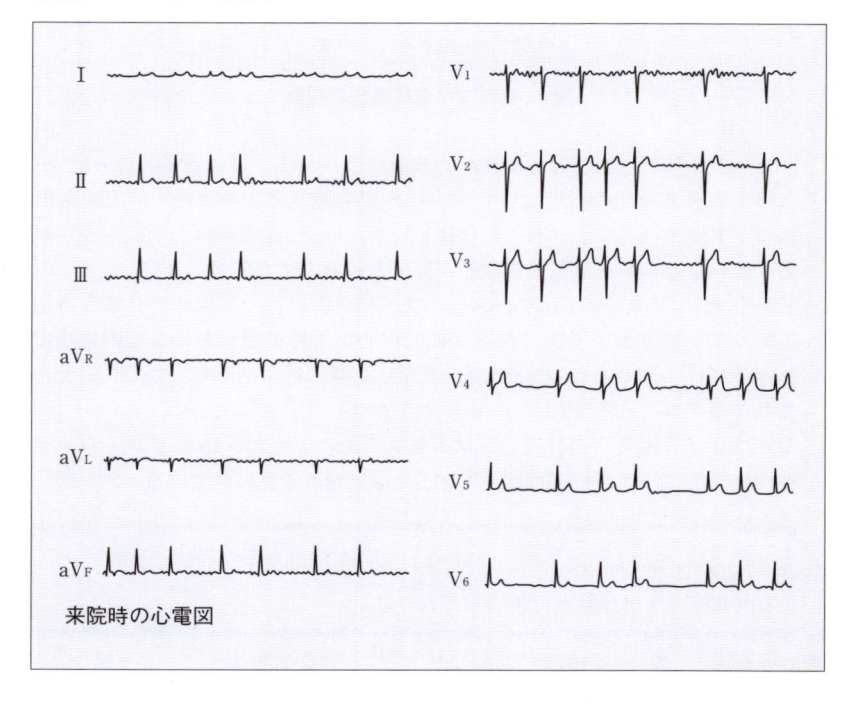

来院時の心電図

対　応

■ 本症例は広義に lone AFと考えられていたが，高血圧があれば血栓塞栓症のリスクが高いので，厳密には lone AFとは言い難い。
■ 患者はワーファリン投与中にもかかわらずTIA様の発作を示し，かつ高血圧を有する。経食道心エコーにて左房内血栓の検索を行うとともに，ワーファリンの増量を考慮する。

Key Point：高血圧を伴う心房細動は血栓塞栓症の頻度が高い。

□ 心房細動に伴う脳血栓塞栓症は，脳梗塞全体の約1/4を占める。
□ 広範囲の梗塞に至ることが多く，本症例のように一過性の脳虚血発作を認めることは少ない印象がある(この印象を否定する報告もある)。
□ ワーファリンか抗血小板療法かは，患者像によって選択は異なる。様々な因子を考慮に入れなければならない。図1に使用の指針を示す。

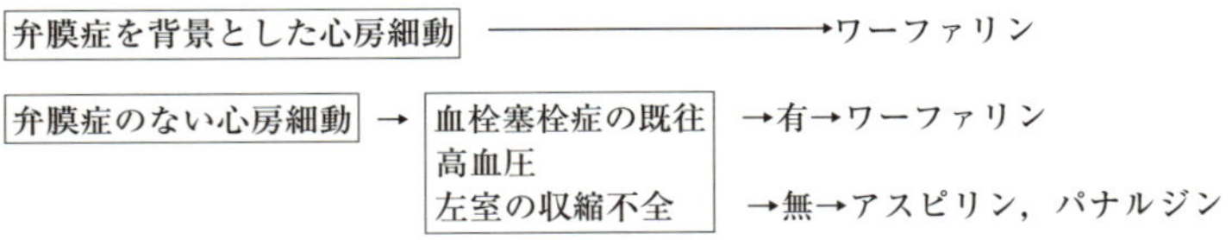

```
 弁膜症を背景とした心房細動 ─────────→ ワーファリン

 弁膜症のない心房細動 → 血栓塞栓症の既往   →有→ ワーファリン
                        高血圧
                        左室の収縮不全    →無→ アスピリン，パナルジン
```

図1　簡単な抗血栓療法の指針

□ lone AFは確かに器質的心疾患，心機能低下，あるいは高血圧を伴ったAFよりも血栓塞栓症の頻度は低いが，それでも健常者よりは高い。どの程度のリスクか定量的に述べることは難しいが，lone AFと診断したにもかかわらず経食道心エコーで左房内血栓が確認されることも稀ではない。
□ 経胸郭的(つまり一般的な)心エコーは，左房内血栓の検出には有効な方法ではない。脳塞栓症を生じた非弁膜症性心房細動患者における心内血栓の検出率には，一般の心エコーで2/41(5%)，経食道エコーで7/18(39%)とかなりの差がみられる(内山ら，臨床神経 1996)。
□ ワーファリン投与中の目標設定はトロンボテストで10〜20%(プロトロンビンでINR 2.0前後)が一般的。INR<1.5では無効と考えられている。

> **メッセージ**
> 左房内血栓の検出は経食道エコーで行う。

●***Key Word***：慢性心房細動，lone AF，TIA，血栓塞栓症，ワーファリン，経食道心エコー

Case 38 心房細動に対する抗不整脈薬治療中に強い動悸がみられた

症例

- 55歳，男性。他医にて孤立性心房細動に対しⅠ群抗不整脈薬が投与されていた。
- 薬物療法中に房室伝導比2：1あるいは4：1の心房粗動を認めている。粗動周期はおよそ250msec。
- ある日，強い動悸を自覚したため，自分で車を呼んで救急病院にたどりついた。そのときの心電図を示す。

Q この不整脈の診断は？　また，どのように対処するか？

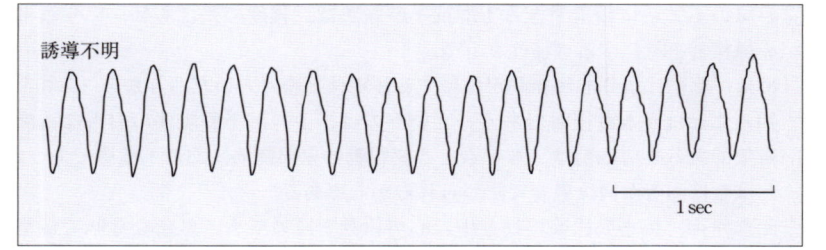

誘導不明

1 sec

診　断

- レート230/minのwide QRS tachycardiaである。
- このwide QRSは一見，心室頻拍に見える。しかし，この頻拍の周期は，これ以前に確認されている心房粗動の周期に近似しているので，変行伝導を伴う房室伝導比1：1の心房粗動が考えやすい。いずれにしろ，この心電図のみでは診断は確定しない。
- 発作中の行動から，ある程度は血行動態が維持されていることがわかる。このことは心室頻拍よりも，上室性の頻脈性不整脈の可能性が高いことを示唆するかもしれない。
- この頻脈性不整脈が出現する前後に房室伝導比2：1の心房粗動が確認されていれば，診断もかなり確実だろうが，本例では得られていない。

> ***Key Point***：Ⅰ群抗不整脈薬は心房粗動を，より固定させる傾向がある。

- 心房の不整脈に使用できるⅠ群抗不整脈薬は，程度の差はあれ，いずれも心房粗動を惹起する可能性をもつ。
- では，薬剤により心房粗動が出現する頻度はどのくらいだろうか？　これを知ることはかなり困難である。というのは，Ⅰ群抗不整脈薬のおもな治療対象である心房細動は，もともと心房粗動と兄弟関係にある不整脈であり，しばしば両者が同一患者に認められるからである。
- それゆえ，抗不整脈薬の投与中に心房粗動を認めても，厳密な意味で催不整脈作用によるものかどうかを見極めることはできない。
- また，Ⅰ群抗不整脈薬はしばしば心房粗動を"固めてしまう（安定して持続するようになる）"。
- 心房細動と心房粗動がどのくらいの頻度で重複してみられるかを検討した報告（Tunick PA et al, Chest 1992）がある。心房細動96症例のホルター心電図を解析したところ，25％に心房粗動も確認された。心房粗動の合併はⅠa群薬を使用している例に多く，ジギタリスやβ遮断薬の投与とは無関係であった。また，開心術の既往も心房粗動合併例に多かった。
- Ⅰ群抗不整脈薬投与中の心房粗動は，臨床的にどのような意味をもつだろうか？　この疑問に示唆を与えるのが本症例である。すなわち，心房粗動の粗動周期が無投薬のときより長くなるので，房室伝導比が高くなりやすい。また，Ⅰa群のリスモダン，シベノールなどでは，抗コリン作用も房室伝導比を高くする原因となる。

Case 38 心房細動に対する抗不整脈薬治療中に強い動悸がみられた   127

Key Point：I群抗不整脈薬投与中の心房粗動は1：1房室伝導の危険性がある。

□ 仮にレート250/minまで1：1房室伝導が可能でも，無投薬下なら房室伝導比はせいぜい2：1にとどまる。通常，粗動のレートは280～360/minであり，2：1のときの心室レートは140～180/minになる。薬剤の投与により粗動レートが240/minに落ちれば，1：1の房室伝導が可能となり，心室レートも240/minとなる。この心室レートは血行動態上かなりの負担となり，ときに致死的となる。

対　応

■ 本症例は救急受診した病院で，プレショック状態の心室頻拍という診断のもとに直流通電が行われ，洞調律を回復した。血行動態を損なう頻脈性不整脈は，上室性か心室性かを問わず緊急事態であり，実質的に適切な処置がほどこされたと考えられる。
■ 本症例は多くのI群抗不整脈薬によって心房粗動が出現したため，カテーテル・アブレーションにて通常型心房粗動を治療したうえでタンボコール200mg/日（多めの投与量）とテノーミン25mg/日を併用した。
■ その後，心房粗動は出現していないが，心房細動時の心室レートの調節にもβ遮断薬が必要と考えた。

Key Point：心房粗動を伴う心房細動をI群抗不整脈薬で治療するときは，少量でもβ遮断薬を併用することが望ましい。

□ 本症例のもともとの心房細動に対する薬物治療はどう行うべきであったか？
□ 抗不整脈薬を投与することは問題はないが，1：1房室伝導を避けるために房室結節を抑制する薬剤を併用することが勧められる。
□ 房室伝導の抑制には心房細動のレートコントロールの場合と同様に，β遮断薬がもっとも適している。1：1の房室伝導比を回避することをおもな目的とするならば，おおむねβ遮断薬の投与量も少なくてすむ。少なくとも心房粗動，あるいはそれに近い心電図波形が確認されていれば，β遮断薬の併用が望まれる。
□ 少量のβ遮断薬とはテノーミン25mg/日やセロケン®40mg/日を指す。
□ ワソランもβ遮断薬に代わりうるかもしれない。
□ β遮断薬は心房細動になったときのレートコントロールに役立つのみでなく，さらに一部の症例では心房細動の頻度自体も減少させうるものと推測

されている(その逆もあるかもしれない)。

> **メッセージ**
> Ⅰ群抗不整脈薬は心房粗動を固定させる傾向がある。心房粗動を伴う心房細動をⅠ群抗不整脈薬で治療する際には，β遮断薬を併用する。

●***Key Word***：心房粗動，心房細動，房室伝導，シベノール，wide QRS tachycardia，催不整脈作用，開心術，カテーテル・アブレーション，β遮断薬，ワソラン

Case 39 心房粗動に対する洞調律化

症例

- 73歳，男性。2年前に他医にて心房粗動と診断されたが，放置されていた。
- "心臓の存在を意識する"ことが多く，これが負担であるという。
- 心エコーでは心機能正常，心拡大もなかった。

Q 長期に続いている心房粗動に対して洞調律化を試みるべきか？

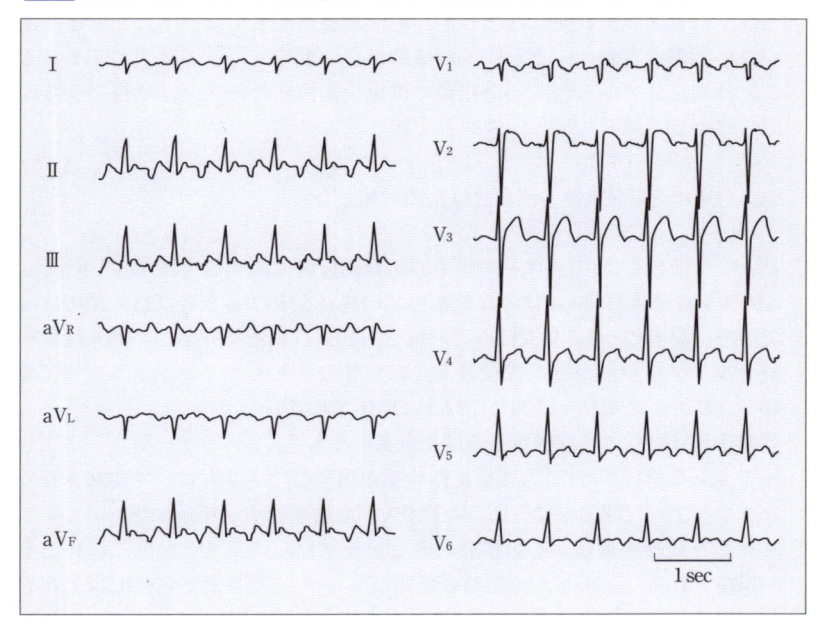

対 応

- 心室レート100/min，房室伝導比2：1の心房粗動である。
- 心房粗動の停止よりも，心室レートのコントロールを目的とした投薬を行った。
- 当初ジゴキシン0.125mg（半錠）とセロケン20mg 1日2回（年齢を考えて通常の半分量）を処方したところ，房室伝導比4：1で安定した。
- 動悸感もほぼ消失して快適に経過していたので，ジゴキシンは必須ではないのではないかと考え，セロケンのみにした。しかし，すぐに息切れ感が出現したためジゴキシンを再開したところ，息切れ感は消失した。
- □ 房室伝導比4：1なら，一般には心拍数70〜90/minとなり，自覚的には洞調律のときと差はない。
- □ では，自覚症状が軽快したとして，心房粗動のままで経過することは問題がないのだろうか？ また，心房細動が高い血栓塞栓症の危険因子であることは知られているが，心房粗動では血栓塞栓症のリスクは無視できるのだろうか？

Key Point：心房粗動も抗血栓療法の対象となる。

- □ 様々な背景をもつ191人の持続性の心房粗動症例に関する検討（Seidl K et al, Am J Cardiol 1998）では，血栓塞栓症の既往を有する患者は11人にのぼっていた。患者のうち138人は直流通電を，19人は抗不整脈薬を，28人はカテーテル・アブレーションを受けた。抗血栓療法としてワーファリンが35%（67人）に，アスピリンは38%（72人）に投与されていた。
- □ 洞調律化に際して直流通電を受けた患者のうち3人と，カテーテル・アブレーションを施行された1人に血栓塞栓症が出現した。さらに，平均26ヵ月のフォローアップ期間中に，あらたに9人が血栓塞栓症を発症した。
- □ こうした観察からは，心房粗動患者も血栓塞栓症のリスクが低くないことが示唆される。しかし，ひとつの疑問がある──心房粗動患者はしばしば心房細動を伴っており，そのことがこの結果に影響しているのではないだろうか？
- □ しかし，この報告からは，心房細動合併の有無と血栓塞栓症の出現との関連は見いだせなかった。また，器質的心疾患の有無も関与しないようだが，高血圧の存在は血栓塞栓症のリスクを高めているようである。
- □ では，心房細動と比較して，心房粗動は血栓塞栓症に関してどの程度のリスクをもつのであろうか？ Wood KAらの報告（Am J Cardiol 1997）では，TIAや肺塞栓症を除いた血栓塞栓症のイベントは年率1.6%であり，心房細動のおよそ1/3の頻度であった。この報告でも，高血圧は血栓塞栓症の頻度

を高める傾向にあった。
- □ 心房粗動も心房細動と同様に経食道心エコーを行うことが勧められる。抗血栓療法が行われていない47症例のうち、5例（11％）に心房内血栓が認められている（Irani WN et al, Circulation 1997）。
- ■ 本症例は高血圧もなく、70歳を超えていることから（高齢であることはワーファリンの出血性の副作用を高める）アスピリンの投与が行われた。
- ■ では、なぜ本症例では洞調律化を試みなかったか——

Key Point：Ⅰ群抗不整脈薬、とくにⅠc群は心房粗動への有効性は低い。

- □ 抗不整脈薬は心房粗動に対しては有効性が低い。抗不整脈薬は心房粗動周期を延長させ、房室伝導比が増すことにより心室レートが著しく上昇する恐れがある。
- □ そのため、心房粗動の抗不整脈薬治療に際しては、房室伝導を抑制する薬剤を併用するほうが無難である。
- □ Ⅰ群抗不整脈薬は心房細動を心房粗動に移行させることがある。心房粗動のみの場合でも、むしろ心房粗動を固定する方向に働く傾向がある（Case 38参照）。
- □ 静注薬を用いた検討（Crijns HJ et al, Eur Heart J 1994）によると、Ⅲ群薬（わが国未発売のdofetilide）では心房粗動患者10人中7人で洞調律化に成功したが、Ⅰc群のタンボコールでは11人中わずかに1人しか洞調律化できなかった。
- □ また別の報告では、経口のタンボコールにより、心房細動の洞調律化が49％（21/43）にみられたのに対し、心房粗動の洞調律化は34％（10/29）にとどまっていた（Sihm I et al, Eur Heart J 1990）。
- □ 客観的な比較を行ったデータは持ち合わせていないが、Ⅰ群薬のなかでもとくにⅠc群薬は、心房粗動の治療にはあまり有効ではない印象がある。
- ■ このような治療の難しさと、自覚症状の少ない本患者では積極的な治療への意欲が低かったために、心房粗動のままで維持することとなった。

Key Point：心房粗動にはカテーテル・アブレーションが有効。

- □ カテーテル・アブレーションは心房粗動に対し高い有効率を誇り、90％を超える急性期成功率が示されている。
- □ ただし、心房細動が合併する患者では、カテーテル・アブレーション後にも心房細動に悩まされる可能性は残る。
- □ 心室レートのコントロールが難しい症例では積極的にカテーテル・アブレーションを行うというのが現在の趨勢である。

> **メッセージ**
>
> 心房粗動ではⅠ群抗不整脈薬，とくにIc群の有効性は低い。心房粗動のみならカテーテル・アブレーションが確実な治療効果を約束する。

●**Key Word**：心房粗動，心房細動，房室伝導比，カテーテル・アブレーション，経食道心エコー，血栓塞栓症，高血圧，ワーファリン，ジギタリス，β遮断薬，Ic群抗不整脈薬

メモ：カテーテル・アブレーションの"成功率"について

- □ WPW症候群や房室結節二重伝導路に由来するPSVTは，技術的に完成した施設において，ときには再施行ありという条件ならば，ほぼ100％根治が期待できる。
- □ 一方，心房粗動におけるカテーテル・アブレーションの成功率がどのくらいかは，数字では言い難い。
- □ この理由として，心房粗動と呼ばれる不整脈の多様性が挙げられる。
- □ 心房粗動は心房レートからタイプⅠとタイプⅡに分けられるが，この分類は知っている人が少ないので覚えてもしかたがない。
- □ タイプⅠはさらに通常型と非通常型に分けられる。これはよく使われる用語なので，知っておいたほうがよい。
  - ● 通常型（common type）──Ⅱ，Ⅲ，aV_Fで陰性の鋸歯状波
  - ● 非通常型（uncommon type）──Ⅱ，ⅠⅢ，aV_Fで陽性の鋸歯状波
- □ 通常型心房粗動の興奮は，一般的に右房自由壁を下に向かい，三尖弁輪と冠静脈洞開口部の間（解剖学的峡部 isthmusと呼ばれる）を通り抜けて心房中隔を上に向かう。カテーテル・アブレーションは，この解剖学的峡部を線状に離断することによって心房粗動が生じないようにする。
- □ 心電図上通常型に属し，かつ解剖学的峡部が興奮旋回路の要所となるものだけを相手にしていれば，カテーテル・アブレーションの成功率は高くなる。
- □ 逆に，興奮旋回の要所がしぼれない心房粗動では，成功率も低くなりがちである。
- □ 結局，心房粗動のカテーテル・アブレーションの"成功率"とは，対象の選び方に依存するので，一概に何パーセントうまくいきますかと尋ねられても悩んでしまう。

Case 40 失神した研修医

症例

- 25歳，男性。研修医。
- 医局のカンファランスの最中に失神した。立ち上がってプレゼンテーションを開始後しばらくしてからのことで，多くの人に目撃されている。
- これほどの失神ははじめてだが，軽い発作は数回はあったようだ。
- ホルター心電図では特異的な所見は得られなかった。そこで，head-up tilt 試験(ティルト試験または傾斜試験)が行われたときの心電図変化を示す。

Q 診断は？ また，どのように対処するか？

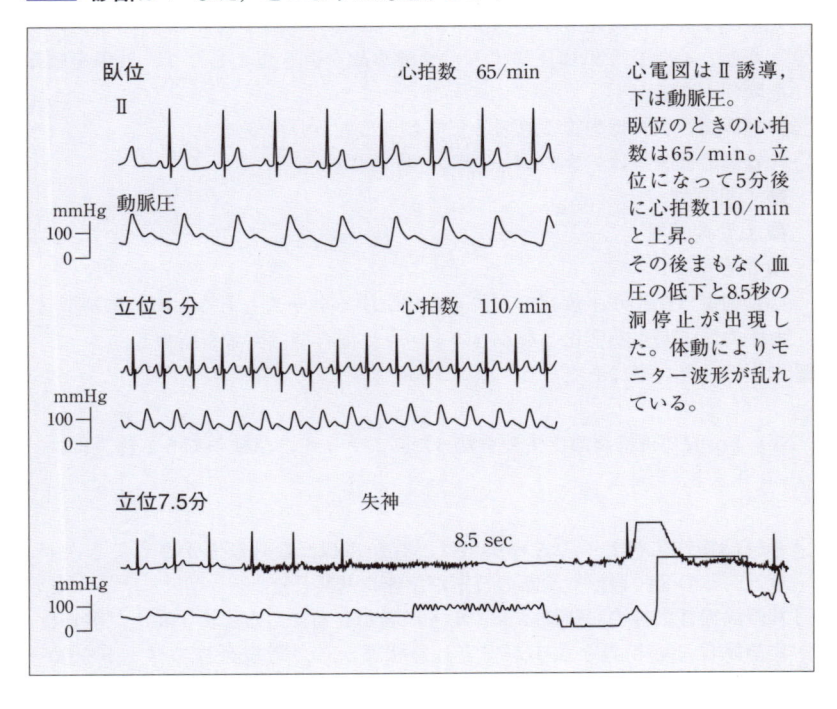

心電図はⅡ誘導，下は動脈圧。
臥位のときの心拍数は65/min。立位になって5分後に心拍数110/minと上昇。
その後まもなく血圧の低下と8.5秒の洞停止が出現した。体動によりモニター波形が乱れている。

診　断

■ 診断は神経調節性失神（neurally mediated syncope：NMS）である。
□ 座位や臥位から身体を起こすと心臓への血液の還流量が減少する。血圧を維持するために，遠心性の交感神経活動の亢進と遠心性副交感神経活動の抑制により末梢の動脈が収縮する。
□ 通常はこの機転で循環動態は適正にコントロールされる。ところが一部の個体では，体位の変化により心室容積が減少した状態で強い収縮が強制される（陽性変力作用）と心室の受容体を経由して遠心性交感神経の抑制と副交感神経の亢進が引き起こされる。これにより徐脈や血圧の低下が生じ，失神にまで至る。
□ 神経調節性失神とは，上に述べた機転以外のものも含め，神経反射によって生じる血圧低下，徐脈および心停止により一過性の意識消失をきたす病態の総称である。
□ 神経調節性失神は，体位変換のときの立ちくらみに近似しているので，一見重篤な疾患には見えないこともある。
□ しかし，心停止や低血圧により，交通事故を引き起こしたり，外傷を被る危険性がある。
□ 神経調節性失神は失神の原因としてもっとも多い。
□ 神経調節性失神は，次の3タイプに分けられる。
　● 心抑制型
　● 血管抑制型
　● 混合型
　心抑制型は徐拍が主症状で，長く心停止するケースもある。血管抑制型は，血圧の低下が主な変化となるものをいう。混合型は両者を認める。
■ 本症例は混合型にあたる。

> **Key Point**：神経調節性失神を疑ったら，ティルト試験のできる施設にコンサルト。

□ 神経調節性失神とその近縁疾患は，昔から様々な呼び方がされてきたが，最近，その発生機転や診断の技術が急速に進展した。
□ 神経調節性失神の診断にはティルト試験が有効である。ティルト試験とは，安静臥位で心拍数と血圧が安定した状態から，透視台様のベッドを60～80°の角度に起こすことによる起立負荷試験である。発作性の徐脈や血圧の低下が誘発されれば陽性となる。
□ 神経調節性失神が疑われたら，ティルト試験により診断をつけ，重症度に応じた治療を行うことが望ましい。

対　応

- 本症例では電気生理学的検査も施行され，特別な不整脈は誘発されなかった。
- テノーミン50mgが投与され，失神発作の再発はない。
- □ 自律神経活動の大きな揺さぶりが原因となるので，β遮断薬が有効である。副交感神経活動を抑える目的でリスモダンの抗コリン作用を利用することもある。ペースメーカの植え込みなど，病像によっては他の選択肢もある。
- □ 神経調節性失神が強く疑われても，鑑別診断として電気生理学的な検索を行うべきかもしれない。失神症例における電気生理学的検査の適応は，患者像によって微妙に異なる。
- □ ところで，本症例では洞停止がみられた。洞停止は洞不全症候群の一所見と考えられているので，洞不全症候群とも呼べるのだろうか？
- □ 答えはノー。洞停止があるからといって洞不全症候群と診断できるわけではない。明らかに副交感神経活動の亢進によって説明できるものは，洞不全症候群とは呼べない。

> **メッセージ**
> 失神の原因として神経調節性失神はもっとも頻度が高い。

● ***Key Word***：失神，神経調節性失神，交感神経，副交感神経，徐脈，血圧低下，ティルト試験，β遮断薬，抗コリン作用，洞不全症候群

> **メモ：神経調節性失神について**
>
> □ 神経調節性失神は，次のようなものをすべて含む。
>   1. 血管迷走神経性失神 (vasovagal syncope)
>   ● 情動失神 (emotional syncope)
>   ● 体位性失神 (postural/gravitational syncope)
>   ● 運動後の失神 (post-exercise syncope)
>   2. 頸動脈洞失神 (頸動脈洞過敏症候群) (carotid sinus syncope)
>   3. 状況性失神 (situational syncope)
>   ● 排尿失神 (micturition syncope)
>   ● 排便失神 (defecation syncope)
>   ● 咳嗽失神 (cough syncope)
>   ● 嚥下性失神 (swallowing syncope)　　　（住吉らの分類による）
> □ 頸動脈洞失神は年配の男性に多いことが特徴である。頸部の伸展によって生じる。
> □ 神経調節性失神とは，このように多彩な病態の総称である。それゆえ，房室ブロックやTIAを除けば，日常遭遇する失神の大半が神経調節性失神に含まれることになる。

Case 41 抗不整脈薬服用中の失神

症例

- □ 67歳，女性。近医にて高血圧，陳旧性心筋梗塞，発作性心房細動の診断のもとに，β遮断薬，カルシウム拮抗薬，ベプリコールの投与が行われていた。
- □ 数日前より嘔吐，下痢が出現し，食欲低下があったが，薬はきちんと服用していた。
- □ 昨日より頻回に失神が出現し，来院。失禁や麻痺はない。
- □ 受診時に記録された心電図は以下のとおりである。

Q 診断は？ また，どのように対処すべきか？

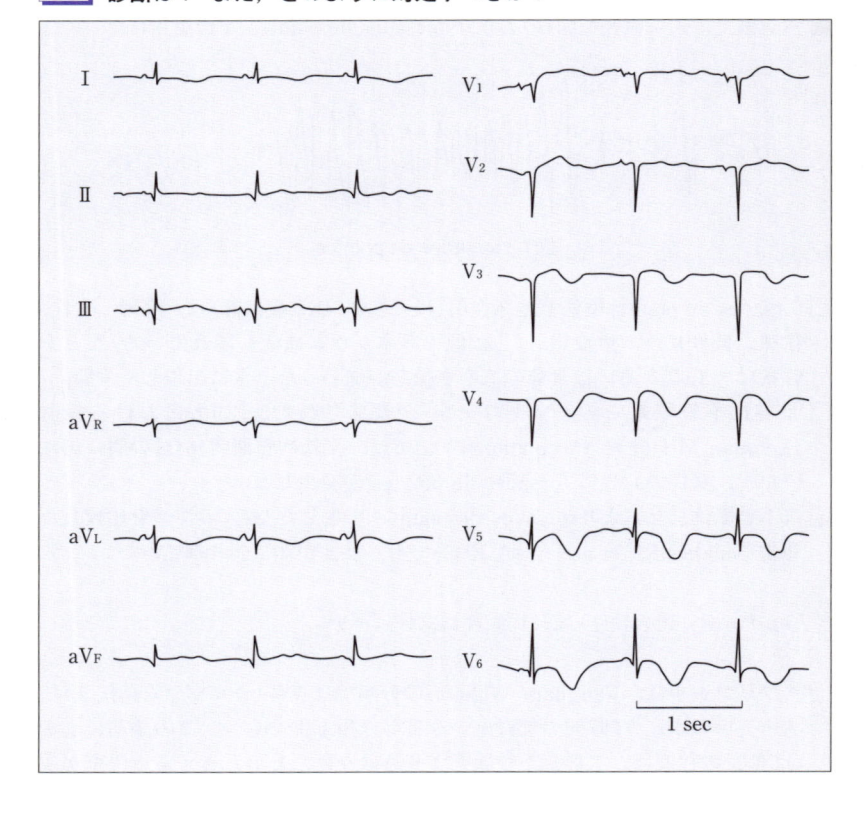

診　断

- QT間隔が600msecと延長していることから，抗不整脈薬によるQT延長症候群と診断した．
- 心電図から下壁と前壁中隔の陳旧性心筋梗塞があるようだ．

> **Key Point**：QT時間の延長を伴って失神が出現する場合にはtorsades de pointes の発生を疑う．

- □ torsades de pointesはQT延長に伴う多形性心室頻拍である．心電図上QRS波のピークが徐々に反転する．
- □ 器質的心疾患を有する例に抗不整脈薬を投与するとtorsades de pointesを招きやすい．

対　応

- 多形心室頻拍による失神が考えられるので，緊急入院とした．
- 本症例では入院直後に図1のような torsades de pointes が確認された．

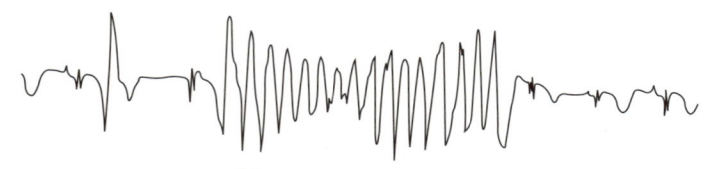

図1　torsades de pointes

- □ torsades de pointes型催不整脈作用（後天性QT延長症候群）は，高齢，女性，徐脈，低カリウム血症（しばしば低マグネシウム血症も隠れている）などを背景に，Ia群あるいはIII群の抗不整脈薬が加わったときに出現しやすい．
- □ III群抗不整脈薬であるソタコール®が投与された3,135人における検討（Lehman MH et al, Circulation 1996）では，平均観察期間164日の間に男性の1.9%，女性の4.1%に torsades de pointes が発生した．
- □ 抗不整脈薬誘発によりtorsades de pointes を生じた332人の性差を比較した報告（Makkar RR et al, JAMA 1993）でも，女性が70%を占めていた．

> **Key Point**：後天性QT延長症候群は女性に多い．

- □ ベプリコールは，Vaugham Williamsの分類ではIV群（カルシウム拮抗薬）に入っているが，QT時間の延長というIII群作用も併せもつ．この薬剤によるQT延長の程度は，I群抗不整脈薬よりもはなはだしいと考える専門家が多

い。同時にベプリコールは，心房細動の抑制効果の点で他薬剤に優るという印象をもつ専門家も多い。ベプリコールは効果とリスクのいずれにおいてもⅠ群抗不整脈薬とは異なる。

☐ QT延長症候群に伴うtorsades de pointes の治療
- 入院後，心電図モニターを行い，失神やめまいの出現に備える
- 原因と思われる薬剤の中止
- 電解質の補正
- torsades de pointesが頻発する場合には，次のように対処する
  ・マグネゾール®静注
  ・イソプロテレノールの点滴静注
  ・一時的ペースメーカ挿入（心拍数を上昇させると torsades de pointes 発生が抑制される）

> **メッセージ**
> 成人でQT延長と失神を認めたら，すぐ入院を。

● ***Key Word***：抗不整脈薬，催不整脈作用，後天性QT延長症候群，torsades de pointes，低カリウム血症，ベプリコール，ソタコール，マグネゾール

メモ：薬物誘発性の torsades de pointes

□ 循環器系の薬剤でなくても，QT時間を延長させ，torsades de pointes を生じうることが最近よく知られている。このような副作用のある薬剤を列挙する。
- 向精神薬：フェノチアジン，ハロペリドール
- 抗うつ薬
- 一部の抗生物質：エリスロマイシン
- 抗真菌薬：ケトコナゾール，イトラコナゾール
- 抗ヒスタミン剤：テルフェナジン，アステミゾール

□ これらの薬剤が単独で torsades de pointesを生じる頻度はかなり低い。しかし，QT時間を延長させる抗不整脈薬と併用すればリスクは高くなるので，こうした併用は避けるべきである。

□ キニジンとエリスロマイシンの併用で torsades de pointesを起こした心房細動症例の場合は，95歳という高齢のうえに肺炎まで起こしていたという(Lin JC et al, Pharmacotherapy 1997)。ここまで足を引っぱる要素の多い患者にQT時間を延ばす抗不整脈薬を投与すること自体が責められる。

□ メキシチールとアスペノン以外の経口抗不整脈薬は，多かれ少なかれ催不整脈作用のリスクを伴うものである

Case 42 無症状の徐脈への対応は？

症 例

- 40歳，女性。自覚症状，他覚症状ともなし。
- 健康診断で徐脈を指摘され，精査のため来院した。

Q どのように対処するか？

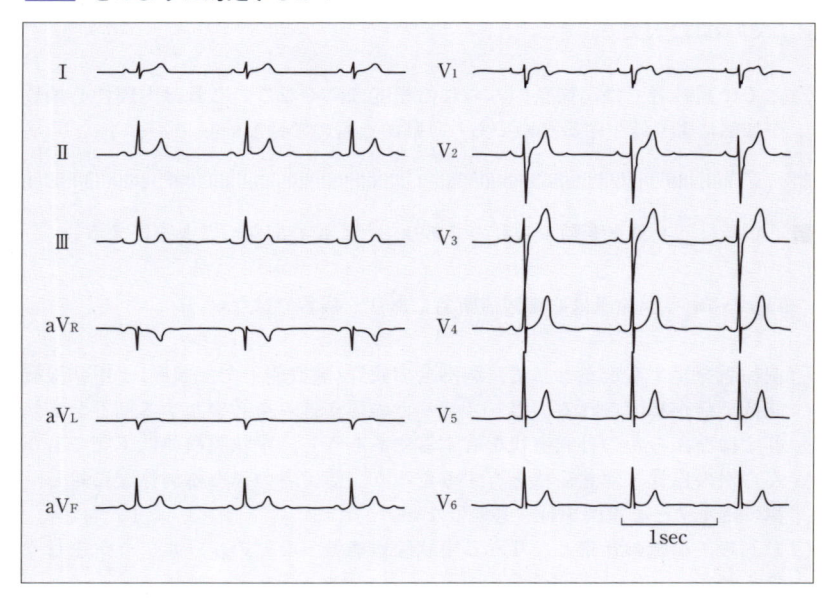

診　断

■ 12誘導心電図上，心拍数50/min未満であることから洞徐脈と診断した。
□ 心拍数は副交感神経と交感神経のバランスによって規定される。交感神経優位であれば頻脈傾向となり，副交感神経優位であれば徐脈傾向となる。
□ 健康診断で見つかる無症状の洞徐脈は，ほとんどすべて副交感神経優位のためであり，病的ではない。心配であれば，少し運動させてからもう一度心電図を記録してみる。

> ***Key Point***：病的な徐脈か否かをみるためには，少し運動してから心電図をとればよい。心拍数が上昇していれば(中高年なら80/min前後になっていれば)大丈夫。

□ とくに高齢者では洞徐脈のみられる頻度は高くなる。これは内因性心拍数が加齢により減少するためであり，病的なものではない。

対　応

■ 心拍数は時々刻々変動するものであり，とくに心配ないことを伝える。

> ***Key Point***：洞徐脈は心電図診断名であり，病名ではない。

□ 洞徐脈を呈する疾患として，洞不全症候群(洞機能不全症候群)と甲状腺機能低下症が挙げられる。ペースメーカの植え込みを必要とする洞不全症候群ではなんらかの自覚症状を有するであろうし，甲状腺機能低下症でもなんらかの自覚・他覚症状を有するだろう。健常者の単なる洞徐脈に対し一律にホルター心電図を行う必要はない。
□ むしろ，徐脈の背景となりうる甲状腺機能低下などのルールアウトを行うほうがよい。
□ 洞徐脈が洞不全症候群によるものであっても，のちに洞不全症候群の症状が出現してから対処すれば間に合う。洞不全症候群に突然死はない。

メッセージ
症状のない健常者の徐脈にホルター心電図は不要。

● ***Key Word***：洞徐脈，交感神経，副交感神経，内因性心拍数，ペースメーカ，洞不全症候群，甲状腺機能低下症

Case 43 倦怠感があり，心拡大と低電位差を指摘された

症例

- 70歳，男性。最近，やや倦怠感があるも，日常生活には支障はない。
- 区の検診で，胸部X線写真上の心拡大と心電図上の低電位差が指摘された。

Q もっとも考えやすい病態と，次に行うべき検査は何か？

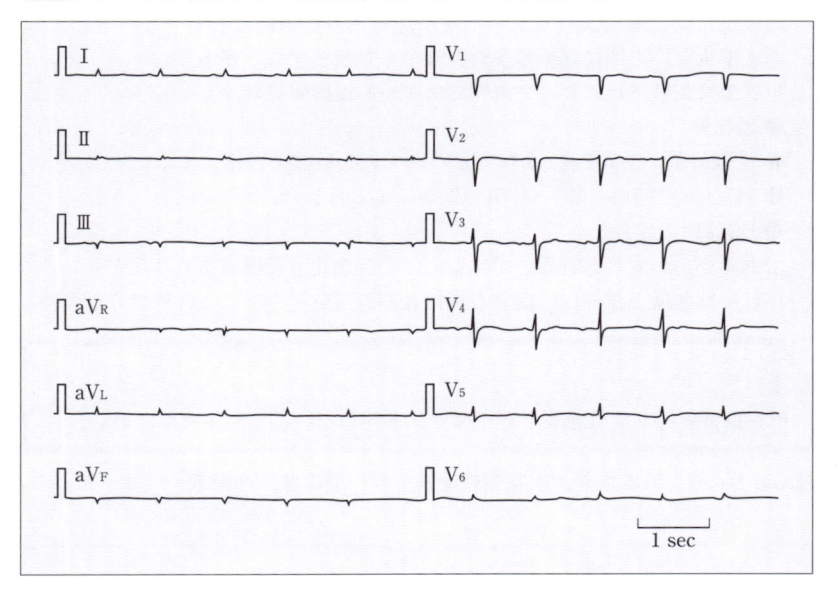

診 断

- 甲状腺機能低下症を疑い，甲状腺関連ホルモンの測定と，心エコーを施行した。
- TSH 97μU/ml（正常値は0.4〜4.7），T_4 1.9μg/dl（正常値は4.5〜12.0）と甲状腺機能低下があり，心エコーでは心膜液貯留による echo free space が確認された。

Key Point：元気のない高齢者では甲状腺機能を確認する。

- 甲状腺機能低下症（粘液水腫）は浮腫，倦怠，動作や精神活動の鈍麻，皮膚の乾燥，洞徐脈のような典型的な所見があれば診断は容易だが，しばしば訴えが少ないために経験の多い医師でも見落とすことがある。
- 甲状腺機能低下症によって説明してよい心電図所見は，
  - 洞徐脈
  - 低電位差，平低T波，STの低下（おもに心膜液の貯留による）
  - 軽度のQT時間の延長（体温の低下によるらしい）
  - PQ時間の延長

  であるが，いずれも特異的ではなく，その変化も軽微であることが多い。
- 甲状腺機能低下症では，顕著な洞徐脈や低電位差を欠くことのほうが多い。

> **メッセージ**
> 甲状腺機能低下症は顕著な心電図変化を伴わないことが少なくない。

●*Key Word*：低電位差，甲状腺機能低下症，洞徐脈，高齢者

メモ：甲状腺ホルモンは不整脈を起こすか？

- 甲状腺ホルモンは交感神経活動を刺激するホルモンである。では，甲状腺ホルモンの補充によって頻脈性不整脈や期外収縮が増加することはないのだろうか？
- この点について，治療前後のホルター心電図を比較した検討（Polikar R et al, J Am Coll Cardiol 1989）がある。3カ月の治療によりTSHは74±12(SE)μU/mlから3±1μU/mlに，フリーT_4は2.4±0.4μg/mlから9.8±0.9μg/mlへと正常化した。平均心拍数は72/minから80/minに増加したが，期外収縮の数は不変であり，心房細動や非持続性心室頻拍など新たな出現は認められなかった。

Case 44 ホルター心電図で異常を指摘された

症 例

- 12歳，男子。ときに胸にチクチクする感じがある。
- 近医でホルター心電図を装着したところ，著明な不整脈を指摘され，専門医を受診するように勧められた。

Q 診断は？ また，どのように対処するか？

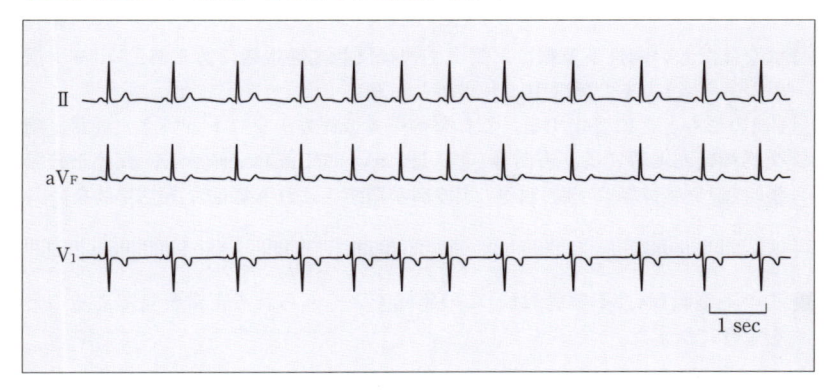

診　断

- 心電図では，すべてのQRS波にP波が先行し，かつP波の形状も正常である。
- 脈が不整であるのはP波の出現が不整であることによる。
- PP間隔の変動は緩徐であり，呼吸と一致した周期のようである。
- 以上のことから，呼吸活動に連動した生理的な不整脈（洞性不整脈）であり，呼吸による自律神経活動（副交感神経）の抑揚に応じた生理現象であると考え，正常心電図と診断した。

> ***Key Point***：[呼吸周期＝副交感神経の周期＝RR変動の周期]という関係があるので，洞性不整脈のRR間隔の変動は呼吸周期と同じおよそ4秒前後となる。

- □ はなはだしい洞性不整脈は，副交感神経機能亢進状態にある例（スポーツ選手，若年者），また睡眠中にも認められる。
- □ P波の形もときに変化する。これをペースメーカ・シフトという。通常，副交感神経亢進時には下方誘導（Ⅱ，Ⅲ，aV$_F$）でP波高が減少し，交感神経緊張時（副交感神経低下時）は逆にP波高が増す。これも病的な所見ではない。

対　応

- この不整脈（洞性不整脈）は，この年齢でよくみられる正常所見であることを患者に伝えた。

> **メッセージ**
> 洞性不整脈に精査は不要。

●***Key Word***：洞性不整脈，交感神経，副交感神経，ペースメーカ・シフト

Case 45 自覚症状はないが，PQ時間の延長がみられる

症例

□ 14歳，女性。学校検診でPQ時間延長の心電図異常を指摘されて来院した。
□ とくに自覚症状はなく，体育の授業も普通にしているという。

Q 診断は？　また，どのように対処すべきか？

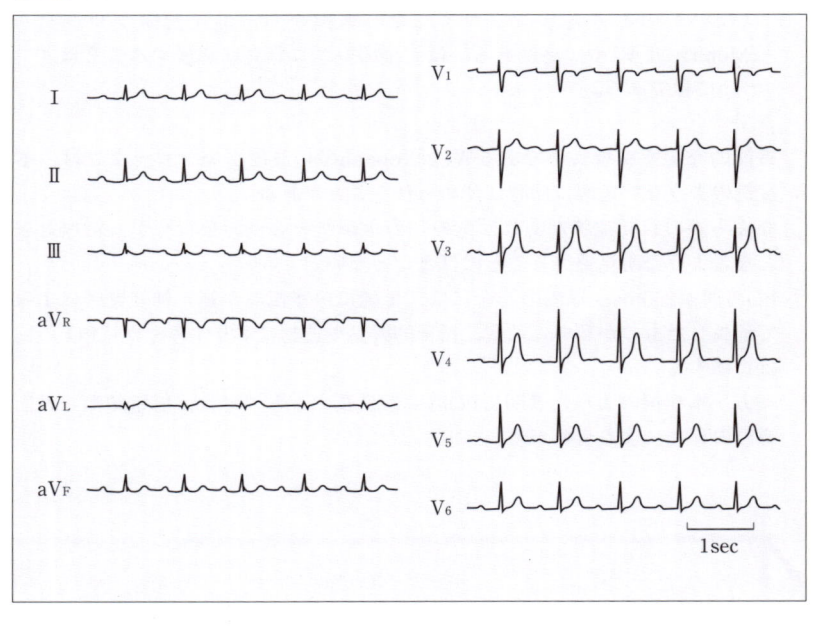

診 断

■ PQ時間300msecと著明に延長しており，Ⅰ度房室ブロックと診断した。

> *Key Point*：小児のPQ延長は稀ではない。

対 応

■ 自覚症状がなければとくに心配のない所見であると患者に伝える。

> *Key Point*：著明にPQ時間が延長していても症状のない場合にはリスクはないものと考える。このような心電図から，Ⅱ度房室ブロック（Mobitz Ⅱ型）や，高度あるいは完全房室ブロックに進展することはきわめて稀である。

☐ 機能的な房室ブロックであるWenckebach型のⅡ度房室ブロックでは，本症例のような心電図に同時に認められることがある。
☐ なんらかの自覚症状があれば念のためホルター心電図を行うが，治療対象となるような所見を得ることはほとんどない。
☐ PQ時間が250msec以内の場合には，単純に房室伝導が迷走神経緊張によって延長したものが多い。通常，精神的興奮や運動によりすみやかにPQ時間は短縮する。
☐ 一方，本症例のように著明にPQ時間が延長するものでは，房室結節二重伝導路の存在によるものが多い。

> **メッセージ**
> 若年者における無症候性のPQ時間延長には病的意味はない。

●*Key Word*：PQ延長，Ⅱ度房室ブロック，Wenckebach型，迷走神経，房室結節二重伝導路

メモ：房室結節二重伝導路

- [ ] 房室結節二重伝導路とは，房室結節を介する心房から心室への興奮伝導に速い伝導路（速伝導路）と遅い伝導路（遅伝導路）の2本が存在するものをいう．潜在的なものも含めれば，健常者でも約1/4にこのような伝導路が存在するという見解があるが，まだ未知のところが多い．
- [ ] 通常の興奮伝導は，速伝導路によって行われているのが普通である．速伝導路は通常，房室結節領域の心房興奮からHis束領域の興奮までに250msec以内の伝導時間であるが，遅伝導路は250msec以上の興奮伝導時間を要する．
- [ ] しかし，逆に不応期は，速伝導路より遅伝導路のほうが短い傾向があり，心房期外収縮が速伝導路の長い不応期にぶつかると，その興奮は遅伝導路を通って心室に伝導するためPQ時間が長くなる．
- [ ] 速伝導路の不応期は迷走神経の緊張を受けやすく，迷走神経緊張により不応期が延長する．極端に速伝導路の不応期が延長すれば，洞調律時にも心房からの興奮が速伝導路の不応期に衝突して遅伝導路を通るようになる．この場合，洞調律であってもその興奮は遅伝導路を用いるために，PQ時間は著明に延長する．
- [ ] 著明なPQ時間延長は，迷走神経緊張の強い症例（本症例のような若年者）に多い．運動などにより迷走神経活動が減退すると，PQ時間は突然短縮する（房室伝導が遅伝導路から速伝導路に乗り替るため）．
- [ ] 房室二重伝導路は発作性上室頻拍の原因となりうるが，実際にこのような心電図所見をもつ例でも，頻拍を発症する頻度は低い．

Case 46 無症状だが，二束ブロックと診断された

症例

□ 無症状の62歳，女性。検診にて心電図異常を指摘されたために来院。
□ 心電図ではまず右脚ブロックが目につくが，検診の所見として二束ブロックという記載がある。

Q 心電図診断は適切か？ また，多枝ブロックの患者に対する対処は？

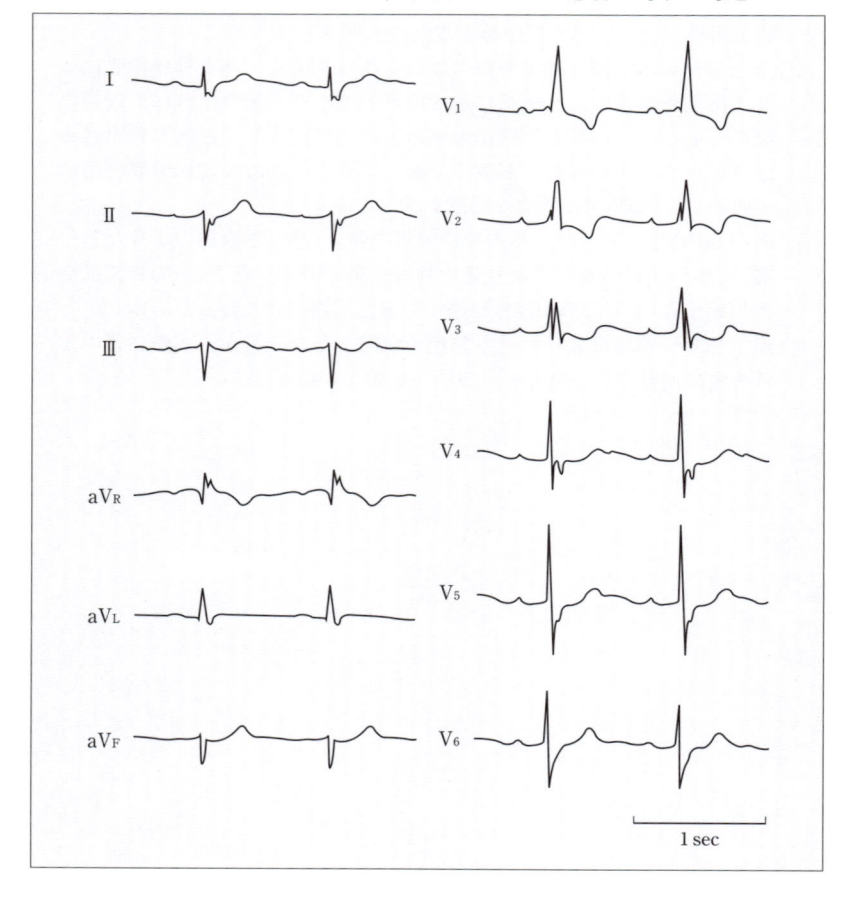

診 断

■ 三束ブロックである。本症例では右脚ブロックRBBB+左軸偏位＋PQ延長を認める。このPQ延長は房室結節内の伝導遅延でも説明できるが，他の2束（右脚と左脚前枝）のブロックがすでに存在するので，左脚後枝の伝導も遅延している可能性を考慮して三束ブロックの診断となる。

Key Point：よく遭遇する二束ブロックは「右脚ブロック＋左軸偏位」タイプ。

□ 通常は，右脚ブロックに顕著な軸偏位を伴うとき，二束ブロックと診断される。ただし，軸偏位が右室肥大などの病態で説明できるなら，あえて二束ブロックという診断はつけない。

	ブロック部位	割合
RBBB+左軸偏位	→ 右脚＋左脚前枝	88%
RBBB+右軸偏位	→ 右脚＋左脚後枝	12%

★平均年齢およそ60歳のデータ（Dhingara RC et al, Circulation 1981）

対 応

■ 心電図から三束ブロックが疑われるため，二束ブロックよりも念入りな対処が望まれる。
■ 電気生理学的検査で，容易に完全房室ブロックが出現したため，ペースメーカを植え込んだ。
□ 二束ブロックをみたら，
　● 心エコーや運動負荷による基礎心疾患のスクリーニング
　● 定期的な心電図のフォロー
　● めまいなどの症状から，一過性に高度房室ブロックが生じている可能性があれば電気生理学的検査を行う
□ 日本人の二束ブロックは欧米とは背景心疾患の種類が異なるので，比較的予後が良いと考える向きもあるが，二束ブロックでは定期的な心電図のフォローが必須である。
□ 失神などのAdams-Stokes症候群と思われる症状を有し，かつ狭義の二束ブロックが確認されても，房室ブロックが症状の原因とはかぎらない。こうした患者でも，プログラム刺激によって約30%（4/13）で心室頻拍が誘発されたという報告がある（Ezri M et al, Am Heart J 1983）。

> ***Key Point***：二束ブロックがあっても，失神の原因が房室伝導障害の進行によるものとは断定できない。

> **メッセージ**
> 三束ブロックは，より広範な伝導系の障害が示唆される。経過観察で様子をみるよりも，早めに電気生理学的検査を行うことが望ましい。

●***Key Word***：二束ブロック，三束ブロック，高度房室ブロック，電気生理学的検査，Adam-Stokes 症候群，心室頻拍

診療のヒント
ブロックと電気軸

◆ 二束ブロック
□ 左脚は前枝と後枝に分かれているが，左脚と右脚の場合のように解剖学的にくっきりと分岐しているわけではない．おおよその考え方として，後枝は網状に，前枝は線として存在していることを念頭におく．左脚前枝のほうが左脚後枝よりブロックされやすい．

□ 二束ブロック（心電図から右脚，左脚前枝，左脚後枝のうち2本の伝導障害が示唆されるもの．左脚ブロックを含む）の症例で電気生理学的検査を施行すると，29％（107/375）において房室結節の下方にあるHis束から心室への伝導時間の延長を認めた（Dhigara RL et al, Circulation 1981）．

□ His束よりも下位における伝導障害は，His束より上位の障害よりも重篤なブロックに進行するリスクが高く，予後も悪い．完全房室ブロックへの進展のみならず，もともと虚血性心疾患や心機能の低下が存在することも，予後を悪くしている背景にあると推測される．

◆ 電気軸
□ 電気軸について自信がない方にお薦めの"電気軸の簡単な判別法"
Ⅰ誘導とⅡ誘導のQRS波の極性（上向きの成分が多ければ陽性，下向きの成分が多ければ陰性となる）から軸偏位を知る．

	第Ⅰ誘導	第Ⅱ誘導
正常軸	陽性	陽性
右軸偏位	**陰性**	陽性
左軸偏位	陽性	**陰性**

Ⅰ誘導が陰性なら右軸偏位，Ⅱ誘導が陰性なら左軸偏位．ともかく，Ⅰ誘導とⅡ誘導はどちらも上向きであるのが原則．

□ 伝導脚の障害によるもののみでなく，弁膜症による右室肥大や肺梗塞のときの右心負荷も右軸偏位をもたらす．一方，もともと電気軸は左を向いているので，左室の肥大や負荷は原則として電気軸の異常を伴わない．

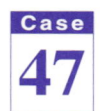

Case 47 女子大学生の徐脈と房室ブロック

症 例

- □ 18歳の女子大学生。入学後検診で徐脈と房室ブロックが指摘された。
- □ 大学医務室においてホルター心電図を施行した。12誘導心電図で記録されたものと同じ房室ブロックが記録された。

Q この**房室ブロック**は対処を要するか？

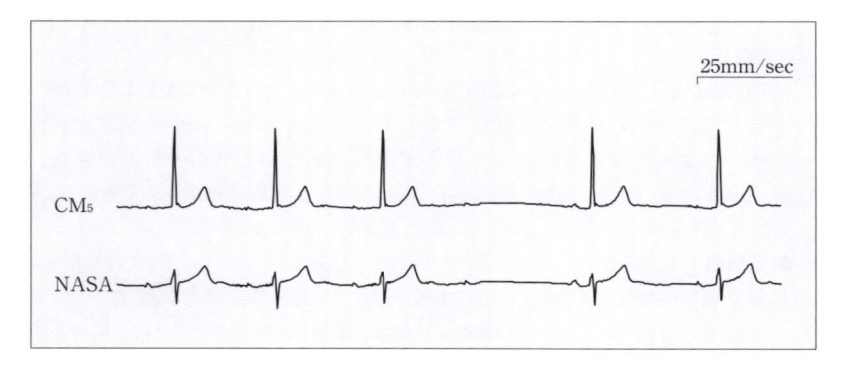

対　応

■ 診断はWenckebach型Ⅱ度房室ブロックである。

> ***Key Point***：Wenckebach型房室ブロックは若年者の心電図所見としてよくみられるもので，生活制限やフォローアップは不要。

□ どのくらいの頻度でみられるかは報告によって異なり，12誘導心電図では0.04～2%と母集団の選択によりばらつきが大きい。
□ 亢進した副交感神経活動によって房室伝導が抑制されて生じる現象であり，副交感神経活動度の高い若年者に多く，高齢者では少なくなる。また，通常の12誘導心電図でキャッチされる頻度とホルター心電図の中に認める頻度が大きく異なることも言うまでもない。

> ***Key Point***：Wenckebach型房室ブロックの診断では，QRSが脱落する直前と直後のPQ時間に注目する。

□ Wenckebach型房室ブロックをすべて看過してよいのなら問題は生じないはずだが，それでも若干は知っておきたいことがある——
　● Wenckebach型房室ブロックのPQ時間は徐々に延長するわけではない。
　● どう見てもMobitz型房室ブロックと区別ができないときがある。
□ Wenckebach型房室ブロックではPQ時間が段階的に延びてくると思い込んでいると，案外そうでもない。実はPQがつながり始めた（つまりQRSが脱落した直後の）1～3拍のPQ時間は徐々に長くなり，その後は目立った延長もなく，数拍後にQRSが脱落することが少なくない。つまり，QRSが脱落する直前のPQ時間の変化を追ったのでは，Wenckebach型房室ブロックの特徴がよくわからないことがある。
□ そのため，QRSが脱落する直前のPQ時間と，QRSがつながり始めたときのPQ時間を比較するほうがわかりやすい。
□ ホルター心電図を記録すると，明らかにWenckebach型房室ブロックと診断してよいところと，一見Mobitz型房室ブロックに見えるⅡ度房室ブロックが混在している場合がある。当然，両方が同一症例に出現する可能性を皆無と決めつけることはできないが，その頻度は極めて低いものと推測される。
□ そのため，Wenckebach型房室ブロックがある症例の見かけ上のMobitz型房室ブロックと，リスクの多い本来のMobitz型房室ブロックとを見分けることが必要となる。じっくり見ると，ごくわずかでもPQ時間の変化があるだろう。

□ Wenckebach型房室ブロックといっても，広い意味で心電図異常なのだから，ホルター心電図くらいは念のために行っておいたほうがよい——という意見は正しいだろうか？
□ これは，意見の分かれるところであろう。いかなる検査であっても予期せぬ所見を認める可能性はあり，結果的に検査を行うことにより得をすることがある。しかし，Wenckebach型房室ブロックでホルター心電図を施行することは，洞性不整脈があるからホルター心電図の適応ありとみなすのと同じことになる。何も訴えのないWenckebach型房室ブロックにホルター心電図を行う必要はないというのが一般的であろう。

> **メッセージ**
> Wenckebach型房室ブロックは精査を要さない。

●***Key Word***：副交感神経，Wenckebach型Ⅱ度房室ブロック，Mobitz型Ⅱ度房室ブロック，ホルター心電図，洞性不整脈

メモ：PQ時間の短縮

□ ときに，PQ時間がかなり短縮している心電図に出会う。
□ δ波があり，WPW症候群とわかれば問題ないが，正常QRSでもPQ時間の短縮を伴っていることがある。
□ 考えられる事態として，以下のものが挙げられる。
　● Lown-Ganong-Levine症候群
　● 房室接合部調律
　● 交感神経活動の亢進
　● 非特異的に房室伝導が亢進している
□ P波がⅡ，Ⅲ，aV$_F$で逆転していれば房室接合部調律とわかるが，P波が正常なら，ほとんどの場合が非特異的なものである。
□ δ波がなく，頻脈性不整脈の自覚もないPQ短縮は，正常亜型として，さしあたり対処不要のことが多い。

Case 48 房室ブロックと思われるが,発作が検出できない

症例

- □ 71歳,女性。3カ月前から週に1回ほど軽い立ちくらみがある。
- □ これまで2つの病院をたずねたが,納得できる説明は得られなかった。
- □ ホルター心電図を3回施行したが所見を得られなかったので,入院して心電図のモニターを行った。
- □ 昼間の覚醒時に記録されたエピソードを示す。

Q 房室ブロックと思われるが,このように症状も軽く,頻度の低い発作でも治療すべきであろうか?

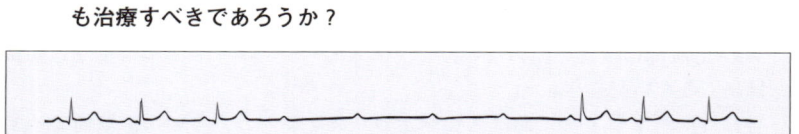

対 応

■ 診断は発作性完全房室ブロックである。
■ 恒久的ペースメーカを植え込んだ。

> *Key Point*：発作性完全房室ブロックは，頻度の低いエピソードであってもリスクは高い。

☐ 似たような発作性房室ブロックが深夜就寝中にみられる症例がある。副交感神経活動の亢進による機能的な房室ブロックと考えたいが，心停止が数秒以上に及ぶ場合には，このまま放置してよいか不安になる。判断に困るときは電気生理学的検査を行い，器質的な刺激伝導系の障害の有無を検討することが望ましい。

☐ 本症例のエピソードは昼間に生じている。また，副交感神経活動の亢進によって説明できるような所見，つまり洞徐脈やWenckebach型房室ブロックのPQ時間の変化を認めないので，恒久的ペースメーカの植え込みに異議は出てこないだろう。

☐ 発作性房室ブロックにおける突然死のリスクがどのくらいかを数値で示すことはできない。経験的にペースメーカを植え込まずに自然経過を追うことはリスクが大きいとみなされ，予後に関する客観的な情報は得られていないようだ。

☐ 判断に困るのは，発作性房室ブロックよりも，Mobitz型房室ブロックである。Mobitz型房室ブロックが反復して認められるならば，ペースメーカを植え込むか，あるいはそれを念頭において電気生理学的検査で確認するという手順がとられるであろう。ところが，QRSの脱落が1回あるいはごく稀なときは悩ましい。

☐ また，ホルター心電図ではMobitz型の房室ブロックかアーチファクトなのか，区別しにくいことがある。

　　　　　　　　　＊　　　　＊　　　　＊

☐ 図1に72歳，女性のホルター心電図の記録を示す。Mobitz型房室ブロックが3カ所で認められた。いずれも症状は伴っていないが，房室伝導の器質的障害が示唆される。2週間後に高度房室ブロックとなり，ペースメーカが植え込まれた。

> *Key Point*：発作性房室ブロックあるいはMobitz型房室ブロックが確認されたら，恒久的ペースメーカの適応が高い。

10：37：37
CM₅

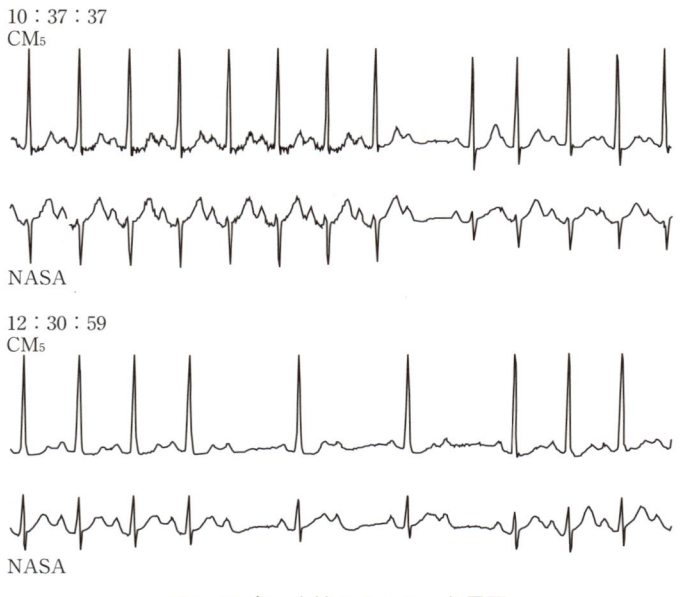

NASA

12：30：59
CM₅

NASA

図1　72歳，女性のホルター心電図

□ ただし，高度あるいは完全房室ブロックでなければ，電気生理学的検査によりペースメーカの適応を確認するのが一般的である。
□ 同じ徐脈性不整脈であっても，房室ブロックと洞不全症候群のリスクは異なる。発作性房室ブロックやMobitz型房室ブロックは，症状が少なくても，恒久的ペースメーカの適応が高い。一方，洞不全症候群は本人のQOLが損なわれないかぎり，ペースメーカの植え込みは不要である。

> **メッセージ**
> 洞不全症候群はのんびりと対処，房室ブロックは緊急に対処。

●***Key Word***：発作性房室ブロック，Mobitz型Ⅱ度房室ブロック，アーチファクト，洞不全症候群，ペースメーカ

> **メモ：ACC/AHAによる房室ブロックへのペースメーカ植え込みの適応（一部のみ提示）**
>
> Class I（ペースメーカの植え込みが有用であると考えられる）
> - III度房室ブロックであり，ブロックの部位によらず，以下のいずれかを満たす。
>   a. 房室ブロックによる徐脈が症状を伴う。
>   b. 不整脈などの治療に用いた薬剤が症状を伴う房室ブロックを生じているが，その薬剤の使用が避けられないとき。
>   c. 房室ブロックによる心停止が3秒以上続くか，補充調律のレートが40/min未満。
> - II度房室ブロックであり，ブロックの部位によらず，症状を伴うとき。
>
> Class IIa（ペースメーカの植え込みに関して種々の意見があるが，どちらかといえば植え込むことに賛成できるもの）
> - 無症状のIII度房室ブロック。ブロック部位は問わない。覚醒時の心室レートは40/min以上。
> - 無症状のMobitz型房室ブロック。
> - 無症状のWenckebach型房室ブロック。他の不整脈を対象として施行した電気生理学的検査にて偶然にHis束下あるいはHis束内ブロックであることが判明したもの。

Case 49 無症候性の脚ブロック

症例

- 64歳，女性。近医での検診にて脚ブロックのある心電図が記録された。
- １年前は正常の洞調律であった。
- あらたに脚ブロックが出現したということは，刺激伝導系が進行性に障害されている可能性を意味しているのではないだろうか？

Q 今後どのような対処が必要か？

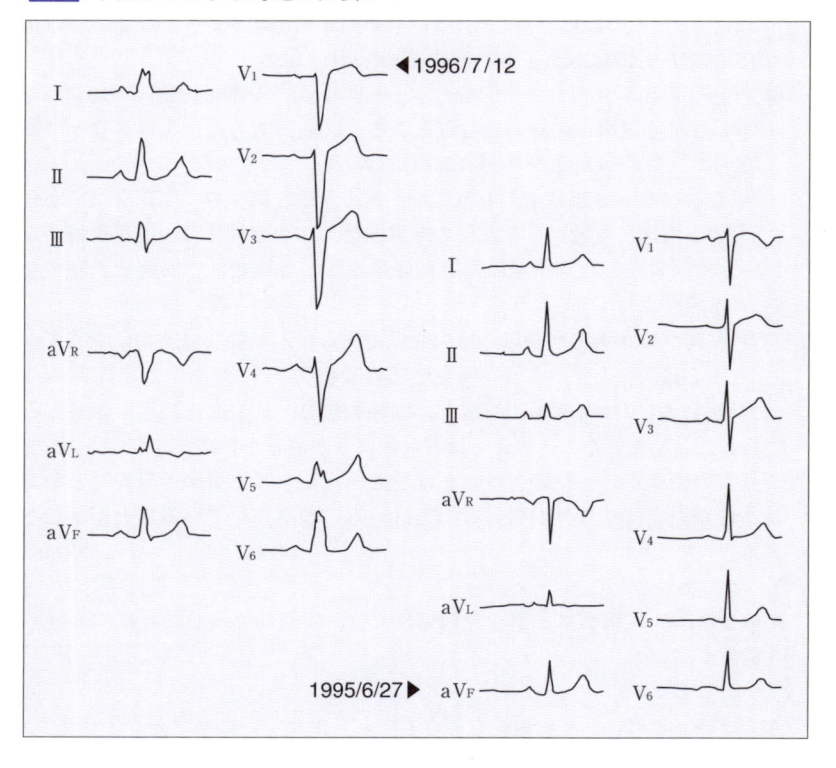

対 応

■ 診断は左脚ブロックである。
□ 左脚ブロックが予後についていかなる情報をもたらすかは，実のところ明確ではない。したがって，ここでは誰にも文句をつけられないルールを提示することはできない。
□ ところで，「左脚ブロックは心事故や突然死を予測する危険因子だ。文献的にもそれは証明されている」という意見も当然予想される。
□ しかし，左脚ブロックの予後に関する報告は，ほとんどが欧米の知見であり，冠動脈疾患の少ない日本人にそのままあてはめていいのか判断しがたい。
□ 以下は，いずれも国外の報告である。
  ● 無作為に選んだ3,983人において，左脚ブロックは29人(0.7%)に認められた。5年間の観察期間の突然死発症率は，左脚ブロックのない群の10倍にのぼった(Rabkins SW et al, Br Heart J 1980)。
  ● Framingham Study(Schneider JF et al, Am J Cardiol 1985)において，2年おきに心電図を記録し続けたところ，55人にあらたな左脚ブロックを認めた。この55人は2つの群に分けられた。
    A)左脚ブロック出現前の心電図が正常，かつ左脚ブロックになってからの心電図に左軸偏位，左房の伝導遅延，V_6の陰性T波の所見を認めない群(こうした副所見は，冠動脈疾患などの器質的心筋病変の存在を示唆する)。
    B)左脚ブロック出現前に心電図異常があるか，左脚ブロックになってから心電図に上記のような所見を認めるもの。
    B群(47人)では高血圧，心拡大，冠動脈疾患，うっ血性心不全が多くみられた。心血管系のイベントはB群のほうが明らかに高かった。
□ これらの研究から，左脚ブロックは予後を規定する心電図所見のひとつではあるが，実はリスクが高いものと低いものが混在していることが示唆される。

> ***Key Point***：左脚ブロック＋左軸偏位では，器質的心疾患が存在する可能性が高い。

□ 左脚ブロックには，左軸偏位を伴うものと，伴わないものがある。
□ 左軸偏位を伴うことの臨床的意義を検討した報告が散見される。心臓カテーテル検査を施行した2,094人のうち左脚ブロックのあった43人について解析した報告(Parharidis G et al, Acta Cardiol 1997)では，14人(33%)で左軸偏位も伴っていた。

- 疾患ごとに分けると，冠動脈狭窄症例では25％，大動脈弁疾患では89％，拡張型心筋症では33％に左軸偏位があった．一方，器質的心疾患を指摘できなかった患者の左軸偏位の割合は，8％にとどまっていた（Parharidisの報告）．
- すなわち，左脚ブロックに左軸偏位を伴うことと器質的心疾患の存在との関連は，感度の面では42％と低いが，特異度は93％にのぼっていた．
- ちなみに，左脚ブロック＋右軸偏位はかなり稀のようである．このタイプは，びまん性の心室内伝導障害を伴う心筋病変が背景にあり，うっ血性心不全を伴うことが報告されている（Nikolic G et al, J Electrocardiol 1985）．
- 心拍数が増加したときにのみ左脚ブロックが出現することがある．運動誘発型左脚ブロックの頻度は 17,277人中70人（0.4％）というデータが報告されている（Grady TA et al, JAMA 1998）．これは，冠動脈疾患の多い母集団のデータであり，わが国での頻度はこれよりもかなり低くなるだろう．
- 心拍数依存型左脚ブロック症例では，平均 3.7年の観察期間に心血管系のイベントを70人中17人に認め，5人が死亡した．臨床像を一致させた対照群70人の心血管系のイベント経験者数と死亡数が，それぞれ8人と2人であることを考慮すると，運動誘発型の左脚ブロックが臨床的な意義をもつことがわかる．

Key Point：運動誘発型左脚ブロックは要注意．

- では，左脚ブロックが進行してペースメーカが必要となる頻度はどのくらいだろうか？
- これに関する信頼できるデータを探し出すことはできなかった．それゆえ，リスク対医療費（cost-benefit）および患者の負担などを考慮したとき，左脚ブロック患者のフォローをどのくらい濃厚に行うべきか，簡単には決められない．
- Adams-Stokes症候群か，それに近い症状があるときには，躊躇することなく電気生理学的検査を施行することが勧められる．症状が切迫しているにもかかわらず，のんびりとホルター心電図を繰り返していては，ホルター心電図記録中に突然死した症例として報告するはめになる．
- ところで，右脚ブロックは左脚ブロックと異なり，それ自体の臨床的意義はない．右脚ブロックのみを根拠に心疾患の精査を行ったり，専門医に紹介することは禁じ手のひとつに数えられている．洞性不整脈，健常者の無症候性の期外収縮，早期再分極，若年者のWenckebach型房室ブロック，健常者の洞徐脈などと並んで，右脚ブロックは対処を要さない心電図所見のひとつである．
- ただし右脚ブロックでも，顕著な軸偏位やPQの延長を伴えば左脚の伝導障

害も考えられるので，右脚ブロックのみの場合とは異なった扱いとなる。
■さて，適応の有無については議論があるだろうが，本症例は電気生理学的検査を目的に入院してもらった。ところが，検査日には完全房室ブロックとなっていた。
■恒久的ペースメーカを植え込んで退院した。

> **メッセージ**
> 右脚ブロックと左脚ブロックは臨床的意義が異なり，左脚ブロックのみが器質的背景を示唆する。

●***Key Word***：左脚ブロック，右脚ブロック，左軸偏位，右軸偏位，高血圧，冠動脈疾患，うっ血性心不全，拡張型心筋症，心拍数依存型左脚ブロック，ペースメーカ，Adams–Stokes症候群

Case 50 奇妙な脚ブロック

症 例

- □ 80歳，男性。生来健康であった。
- □ 軽いめまいを自覚したことがある。
- □ 心電図は脚ブロックのようだ。

Q 診断は？ またどのように対処するか？

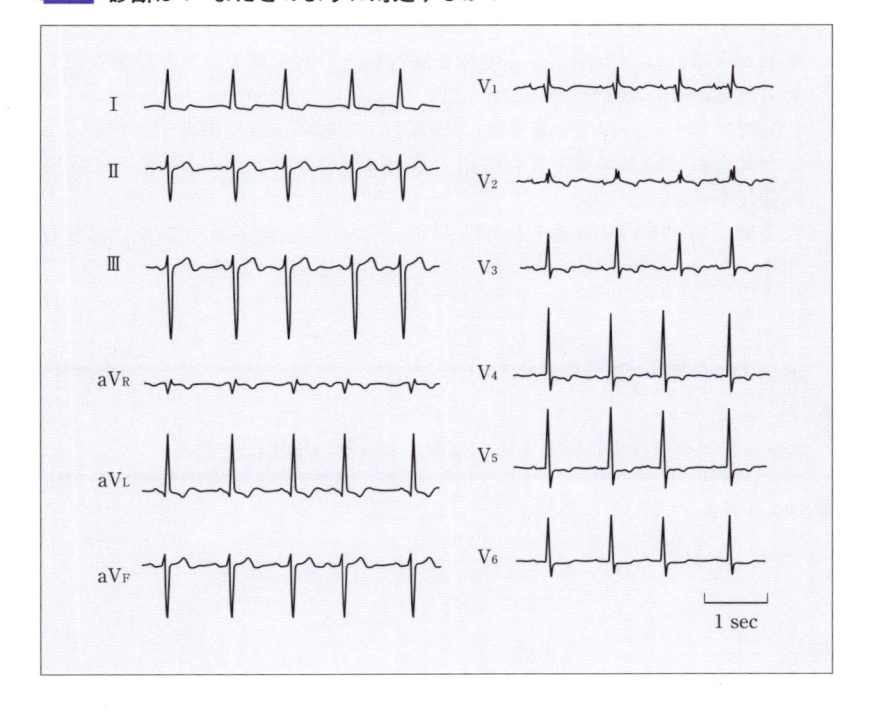

診　断

■ 以下の所見から，仮装脚ブロックと診断した。
- ● QRS幅は広く（140msec），心室内に伝導障害がある。
- ● 肢誘導ではQRS波形は左脚ブロック型であるが，逆に胸部誘導では右脚ブロックである。

□ このように，肢誘導では左脚ブロック，逆に胸部誘導で右脚ブロックを呈するものを仮装脚ブロック（masquerading bundle branch block）という。

対　応

■ 本症例では，めまいが房室ブロックのエピソードによるものという可能性を考えて，臨床電気生理学的検査による房室伝導機能の評価を行うこととした。

□ 症状がなければ，ホルター心電図を施行し，房室伝導の高度な障害を思わせる所見がないかを検索する。

□ 仮装脚ブロックの病理学的背景にHis束以下の脚の広範な障害が存在することが知られているので，自覚症状の原因は房室ブロックによるものである可能性が高い。

□ 仮装脚ブロック自体は珍しいが，高率に（約60%）完全房室ブロックに移行する。

> **メッセージ**
> 単純な脚ブロックでないときは，房室ブロックの出現に注意。

● ***Key Word***：めまい，仮装脚ブロック，房室ブロック

Case 51 完全房室ブロックの専門医受診

症例

- 69歳，女性。2カ月ほど前から労作時の息切れを自覚するようになった。めまいや立ちくらみはない。
- 心エコーではEF 65％と正常。器質的異常は指摘できない。
- 来院時の心電図を示す。完全房室ブロックと思われるので，専門医の受診を勧めた。
- あるテキストに，完全房室ブロックは緊急事態であり，すみやかにペースメーカの植え込みが必要であると記載されていた。しかし，患者は「明日なら専門医のいる病院を受診できるが，今日すぐにというのは難しい」という。

Q どうしても今日中に専門医を受診するように勧めるべきだろうか？

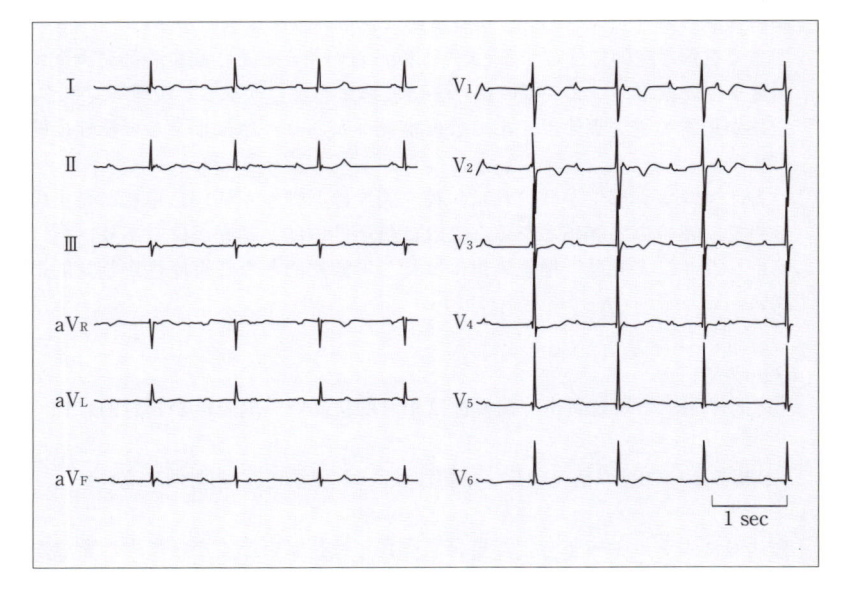

対　応

■ 診断は完全房室ブロック，心室レートは48/minである。
■ 翌日まで待って専門医を受診することにした。
□ 完全房室ブロックでは，接合部あるいは心室から補充調律が出ることにより生命の維持に最低限必要な血行動態が保たれるかぎり生きていることができる。
□ 30/minくらいの補充調律であっても，確実に出現するのであれば，長期に生存できるであろう。40/minを超える補充調律なら，ある程度の日常生活も可能となろう。

> *Key Point*：補充調律は急に作動しなくなる恐れがある。補充調律の信頼性は，補充調律の発生している部位に依存する。

□ あたりまえのことだが，補充調律は房室ブロックが生じているところよりも下方から出る。必ずしもブロック部位のすぐ下とは限らないだろうが，一般にブロック部位が高位であるほど高い位置からの補充調律が期待できる。
□ 高い位置という表現をHis束(房室結節に続く刺激伝導系のかなめ。His束の下方で右脚と左脚に分岐する)より上位と言い換えると，高位の補充調律が正常なQRS波形，つまり幅の狭いQRS波形を形成しうることが理解できる。QRSが正常の補充調律は，ある程度信頼性があり，急に止まる可能性は低い。
□ 一方，ブロック部位が低ければ，補充調律は右脚や左脚から末梢に発生するので，幅の広いQRSとなる。これは信頼性の低い補充調律であり，急に停止したり，より遅い補充調律に移行して致死的となる可能性が相対的に高い。

> *Key Point*：
> 1) 正常QRSの補充調律→信頼性は相対的に高い→緊急度が相対的に低い。
> 2) 幅の広いQRSの補充調律→信頼性は低い→緊急度が相対的に高い。

□ 会社のヒエラルキーを考えた場合，会長と社長がいなくなっても，重役が代理を務めればしばらくはやりくりがつく。ところが会長，社長，重役，部長，課長まで消えてしまえば，残された係長以下は当事者能力の面から，会社運営に支障が出やすい。高い自動能をもった部位が温存されれば当座はしのげる，という点では会社と刺激伝導系は似ている。

□ 補充調律のQRS波形とリスクとの関係については，ときには例外もあるだろう．正常QRSをもつ補充調律が急に停止して突然死するかもしれない．その危険性を無視するのかと叱られるかもしれない．
■ しかし，本症例では，この2カ月間同じような危険をはらんで過ごしてきたことを考えると，あえて1日にこだわって負担をかけることはないと考えたい．

＊　　　＊　　　＊

□ 図1は別の患者において，異常QRSの補充調律が出現した完全房室ブロックである．心室レート39/minである．

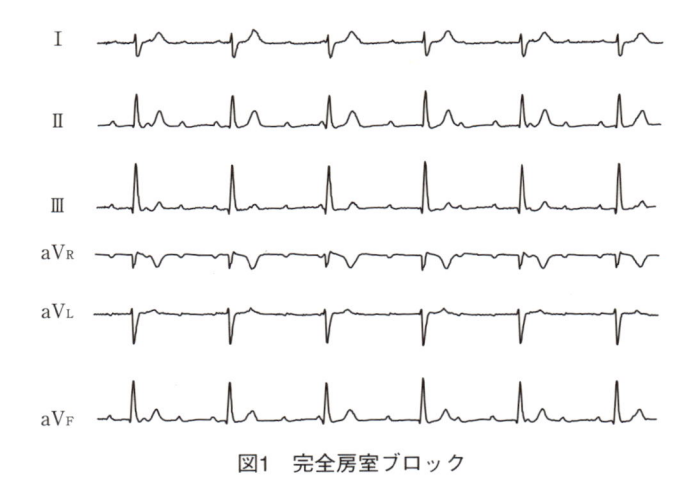

図1　完全房室ブロック

□ この症例の場合には，ただちに入院して一時的ペーシングを行うか，そのまま恒久的ペースメーカを植え込むほうが望ましい．

メッセージ

完全房室ブロックへの対処の緊急度は，ブロックの部位→補充調律の発生している部位→QRSの幅で判断することも可能である．それでも，可能なかぎりすみやかに専門医を受診しなければならない．

●***Key Word***：完全房室ブロック，突然死，刺激伝導系，補充調律，ペースメーカ

診療のヒント
難しい不整脈

- □「難しい不整脈とは何か」という質問には4つの答えがある。
- □ 第1に，**心電図診断の難しさ**がある。たとえば，wide QRS tachycardiaは鑑別に熟練を要する。
- □ 第2に，心電図診断は可能でも**予後を正確に予測して適切な治療を選ぶという点での難しさ**もある。たとえば，心室頻拍はかなり高度な判断を必要とするだろう。植え込み型除細動器という有効な治療法があるが，植え込みを決定するには，患者の身体的負担，心理的負担，医療費，薬物治療の効果，および突然死のリスクなど様々な要素が絡んでくる。
- □ 第3に，診断は簡単だが，**背景が多彩で病態を見極めることの難しさ**があるという点では，洞頻脈が挙げられる。洞頻脈の原因を列挙すると，
  - ● ストレスなどによる交感神経緊張状態
  - ● 貧血
  - ● 発熱
  - ● 甲状腺機能亢進症
  - ● 呼吸器疾患
  - ● 脱水症
  - ● ショック状態
  - ● 心不全
  - ● 薬剤
  - ● 褐色細胞腫

  つまり，心臓以外の疾患にも目を配らなければならないし，誤診する可能性も高くなる。
- □ 第4に，**治療法がないという難しさ**をもつ不整脈がある。心不全や低血圧がある患者に頻脈性の心房細動が生じれば，治療に苦慮する。ジギタリスではまったく心室レートは落ちないし，β遮断薬やワソランは危なくて使いにくい。レート調節の利益が心抑制の不利益に勝ると信じられればβ遮断薬やワソランを使ってもよいのだろうが，かなり勇気が必要である。

Case 52 カルシウム拮抗薬による徐脈？

症例

- 82歳，男性。詳細は不明だが，期外収縮に対しワソランが投与されていた。
- ワソランは自覚症状の改善には有効だった。
- 以前は6錠/日を服用していたこともあったが，洞徐脈(50/min)がみられることと高齢であることから，主治医は1錠/日にまで徐々に減量させていた。
- 本日午前中，期外収縮と思われる自覚症状が続くため，ワソランを一度に2錠服用した。午後になり，息切れ感が出現したために来院。

Q 診断は？ また，どのように対処するか？

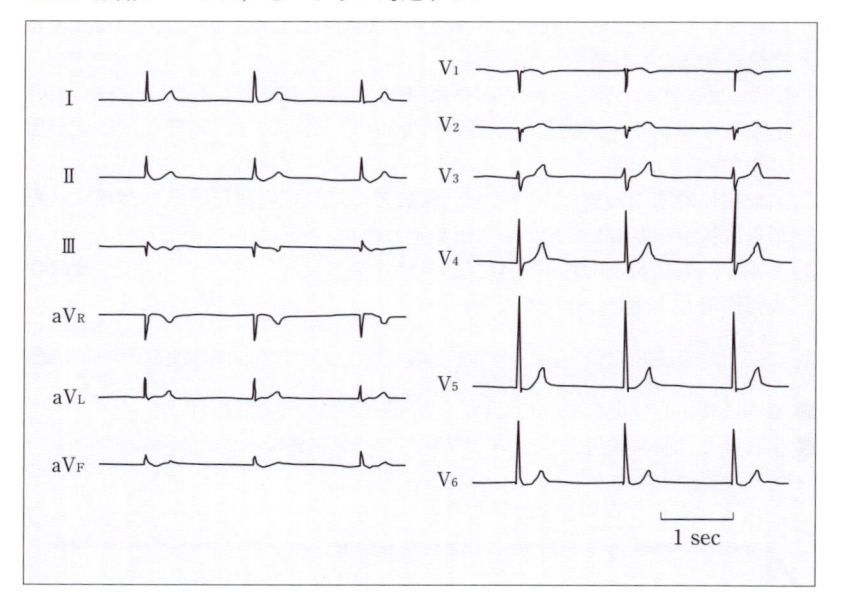

対　応

■ 洞停止と診断した。40/minの接合部調律である。

> ***Key Point***：徐脈をみたら，まず薬歴を聴取する。

☐ 洞結節や房室結節の機能は，以下の経口薬によって抑制される。
- 一部のカルシウム拮抗薬（ヘルベッサーとワソラン）
- すべてのβ遮断薬
- Ⅰ群抗不整脈薬
- ジギタリス

☐ これらは頻脈性不整脈の治療に用いられる薬剤である。はじめから洞結節や房室結節への作用を期待して使用されるときは，伝導障害の悪化による事故は少ない。

☐ 本症例では，刺激伝導系の抑制を考慮し，最小限の投与量に調節してあった。しかし，もともと刺激伝導系の障害があれば，1錠のみであっても顕著な徐拍をきたしうる。

☐ また，もともと刺激伝導系の不調がある患者において，高血圧や狭心症の治療にカルシウム拮抗薬やβ遮断薬を用いた場合には，顕著な徐拍化が生じやすい。

☐ 高血圧に対する治療においても，高齢者に対して刺激伝導系を抑制する薬剤を最初から併用して用いることは避けたい。

☐ カルシウム拮抗薬であってもジヒドロピリジン系（アダラートなど）は陰性変力作用も陰性変時作用もない。

対　応

■ ときに長い心停止もあったため，一時的ペーシングが行われた。
■ 半日ほどで洞調律（約50/min）となり，ペーシングは不要となった。

> **メッセージ**
> カルシウム拮抗薬のうちワソランとヘルベッサーは心抑制（心収縮抑制と徐脈）に注意。

● ***Key Word***：ワソラン，ヘルベッサー，アダラート，洞停止，接合部調律，洞徐脈，β遮断薬，Ⅰ群抗不整脈薬，ジギタリス，刺激伝導系

Case 53 学校検診でQT延長を指摘された

症 例

□ 12歳，女児。学校検診で下図のようなQT延長を指摘されて受診。
□ これまでにめまい発作を2回経験しており，てんかんと診断されていたが，詳細は不明。
□ 両親，兄弟姉妹にもとくに心疾患はないという。

Q 診断は？ また，どのように対処すべきか？

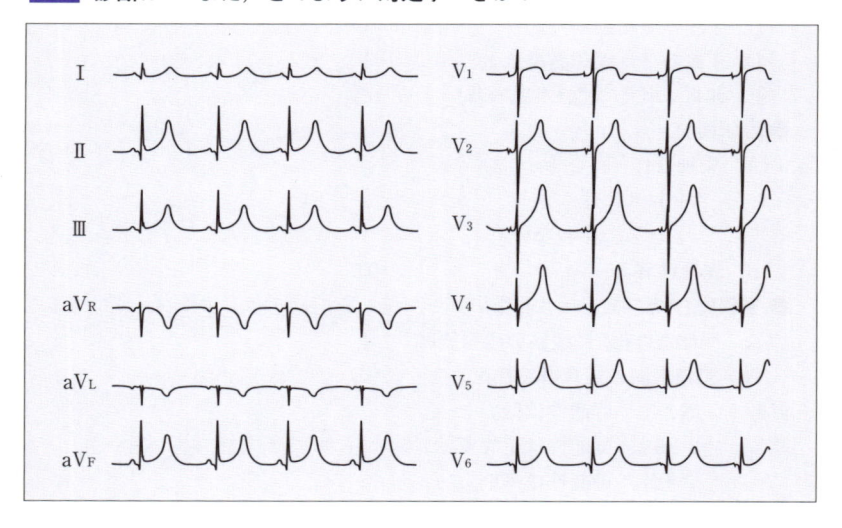

診　断

■ QT延長と診断した。
□ QTc時間が，男性では＞440msec，女性では＞460msecをQT延長と定義するが，単にQT延長だけでなく，TU波の形態異常を伴うことが多い。
□ QT延長のみではQT延長症候群とは診断できない。
□ 先天性QT延長症候群の診断基準を以下に挙げる。

- ● 心電図所見　　　　　　　　　　　（点数）
    - A. QTc = $(QT/RR^{1/2})$
        - ≧480msec　　　　　　　　　3
        - 460〜470msec　　　　　　　2
        - 450msec（男性のみ）　　　　1
    - B. torsades de pointes　　　　　　2
    - C. T波の交互脈　　　　　　　　　1
    - D. T波のノッチ（3誘導以上）　　　1
    - E. 年齢に比し徐脈（小児のみ）　　0.5
- ● 臨床所見
    - A. 失神発作
        - ストレスに伴う　　　　　　　2
        - ストレスに伴わない　　　　　1
    - B. 先天性聾　　　　　　　　　　0.5
- ● 家族歴（AとBを重複させない）
    - A. 明確なQT延長症候群の家族歴　1
    - B. 30歳未満の近親者突然死　　　0.5

診断：　≦1点　　可能性は低い
　　　　2〜3点　可能性は中等度
　　　　≧4点　　可能性は高い

対　応

■ 本症例はめまいを失神と解釈するか否かで上記のスコアが異なるが，心電図変化が顕著であることから，先天性QT延長症候群の可能性が高い。不整脈の専門医に紹介した。
□ 失神歴のあるQT延長症候群と症状のないものとでは，予後は異なる。
□ 失神歴のある患者に適切な治療が行われなければ，最初の失神から1年以内に20％以上の頻度で突然死が生じ，15年間の死亡率は50％を超える。
□ このような患者に遭遇したときは，その血縁者のQT延長や失神の有無をスクリーニングすることが必要となる。もし，先天性QT延長症候群を思わせる症状や家族歴があれば，不整脈の専門医にゆだねるほうがよい。これは，

QT延長症候群の予後予測が容易でなく，治療法も一律には決め難いからである。

Key Point：QT延長症候群を疑うときは，不整脈の専門家にコンサルト。

□ では，QT延長症候群にどのような治療が行われているだろうか。現在は，β遮断薬が第一選択と考えられている。
- インデラル1mg/kg/日から開始し，可能な限り増量する。
- 亜最大の運動負荷試験で最高心拍数が＜130/minとなるように。
- 約70〜80%の患者はβ遮断薬でコントロールできる。
- 女性の場合には，妊娠，出産，新生児に及ぼす影響が懸念されるが，胎児の奇形に与える影響，出産に与える影響は小さいと考えられ（正確な危険性は不明），妊娠，出産，産後ともに薬剤は継続すべきである（妊娠中，産後40週間は心事故が起きやすいという報告もある）。
- 情動不安を契機として torsades de pointes が生じるような患者では，抗不安薬（セルシン 6〜10 mg/日など）の併用も有効なことがある。
- その他に，疾患に対する本人，家族の十分な理解も必要である。患者本人は競争的なスポーツや突然の音刺激（目覚まし時計など）を避けることが望ましい。

□ 症状のない例では以下のことを考慮する。
- 症状のない原発性QT延長症候群の治療法は確立されていない。
- 最初の失神発作での突然死は非常に稀であると考えられているが，ゼロではない。
- しかし次の場合には，一般的に心事故を起こす可能性が高いと考えられている。
  - 聾唖を伴う例
  - 新生児（1歳まで）
  - 兄弟姉妹に突然死のある例
- 患者と患者家族に疾患およびこれらの事実についての十分な説明を行い，治療するかどうかを決定するのが一般的である。

□ 治療しない場合でも定期的な経過観察を行う。著明なQTc延長（＞600msec），T波の交互脈，QT延長に伴う心室性不整脈が観察されたなら，治療の要否の再考が必要である。

□ 以上のようなことを考慮すると，若年のQT延長症候群患者を自分の手で治療するのは，かなり大胆な考えであるといえよう。

□ 無治療のQT延長症候群の突然死は，若年において発生しやすい。イベントなしに成人に達した者は，その後の予後も良好と推測される。

□ QT時間が少し正常域を越えるからといって，無症状のいい年をした大人を

つかまえて，先天性QT延長症候群による突然死の恐れありと脅かすのは気の毒。

＊　　　＊　　　＊

□ ある病院で，22歳の女性がQT延長症候群と診断された。
□ 運動中に失神を経験したことがあるというので，トレッドミル運動負荷試験が施行された。そのときの心電図を示す（図1）。記録の最初の部分（とくにV_1）でQTの延長が目立ち，多形性心室頻拍が生じている。中ほどのアーチファクトは体動によって生じたものである。

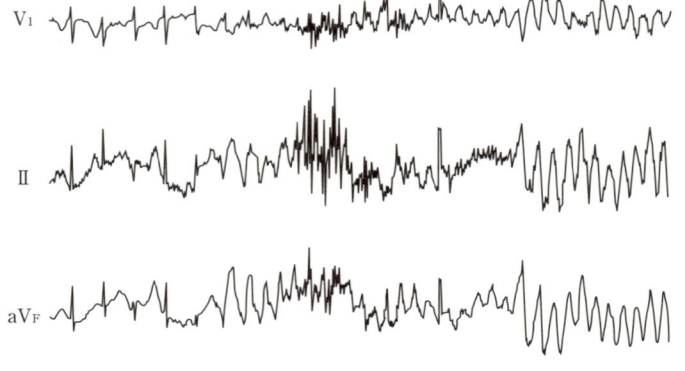

図1　トレッドミル運動負荷試験での心電図

□ 失神の既往がある患者に，うかつに誘発試験を行うことは危険である。
□ 本患者では，はじめから重篤な心室性不整脈を予想して，複数の医師の監視下に検査が行われたために大事に至ることはなかった。
□ β遮断薬を服用し，その後イベントはない。

> **メッセージ**
> QT延長症候群の予後予測は容易でなく，治療法も一律ではない。QT延長症候群を疑うときは，不整脈の専門家にコンサルト。

● ***Key Word***：QT延長症候群，てんかん，β遮断薬，運動負荷試験

Case 54 ペースメーカは必要か？（1）

症 例

- 71歳，女性。症状はないものの健康診断で洞停止を指摘された。
- ホルター心電図を施行したところ，最大2.8秒の心停止が確認された。
- 他医にてペースメーカの植え込みを勧められたが，セカンド・オピニオンを求めて来院。

Q 診断は？ また，どのように対処すべきか？

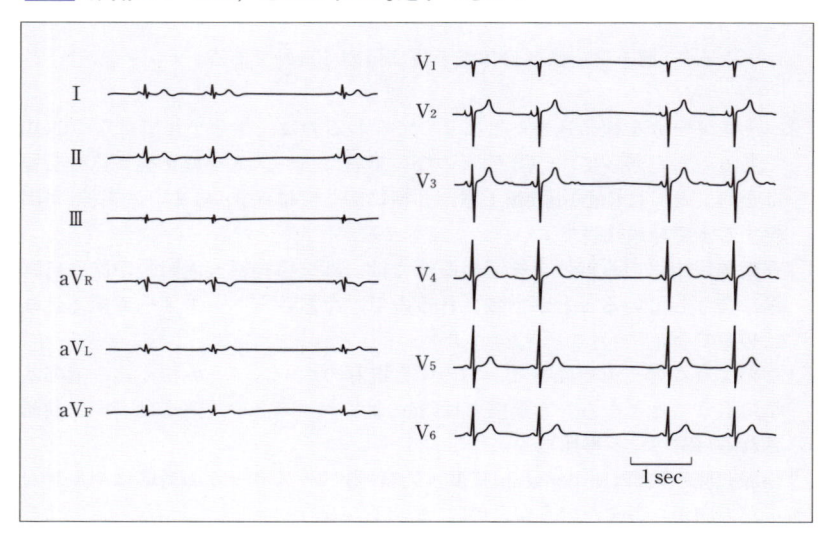

診　断

■ もともと洞徐脈があり，ときに2秒以上のpauseがみられる。洞房ブロック，あるいは洞停止を伴う洞不全症候群（Rubenstein II 型）と診断した。

☐ 洞不全症候群は以下の3型に分類される（Rubenstein分類）。
　1) I 型：洞徐脈
　2) II 型：洞停止，あるいは洞房ブロック
　3) III 型：心房細動，粗動を伴う洞停止（徐脈頻脈症候群）

対　応

■ ペースメーカ植え込みは今のところ必要ではない。ただし，今後症状を生じる可能性があり，その場合にはペースメーカを植え込む必要があることを患者に告げる。

Key Point：洞不全症候群自体の予後は極めて良好である。

☐ ペースメーカを植え込むことによって変わるのは，生命予後ではなくQOLである。したがって，QOL低下のない患者にペースメーカを植え込む必要はない。とくにRubenstein I 型，II 型に関しては症状（めまい，失神）が出現するまで経過観察でよい。

☐ 夜間睡眠中にのみ洞停止を認める例では，副交感神経機能緊張が徐脈に密接に関与していることが示唆されるので，なおさらペースメーカ植え込みは必要でない。

☐ このような考え方で臨むと，おのずと既存のペースメーカ植え込み適応基準に沿うこととなる。本症例ではClass III でペースメーカ適応はないと判断される（181ページ参照）。

☐ 徐脈頻脈症候群（Rubenstein III 型）におけるペースメーカの適応はやや異なった方向から考えたほうがよい。

メッセージ
症状を伴わない洞不全症候群にペースメーカの適応はない。

● *Key Word*：洞徐脈，洞房ブロック，洞停止，洞不全症候群，徐脈頻脈症候群，副交感神経，ペースメーカ

Case 55 ペースメーカは必要か？（2）

症例

- 76歳，女性。動悸を訴えて受診。
- めまいを自覚することはない。
- ホルター心電図で以下のような所見が得られた。

Q 診断は？ また，どのような治療方針をたてるか？

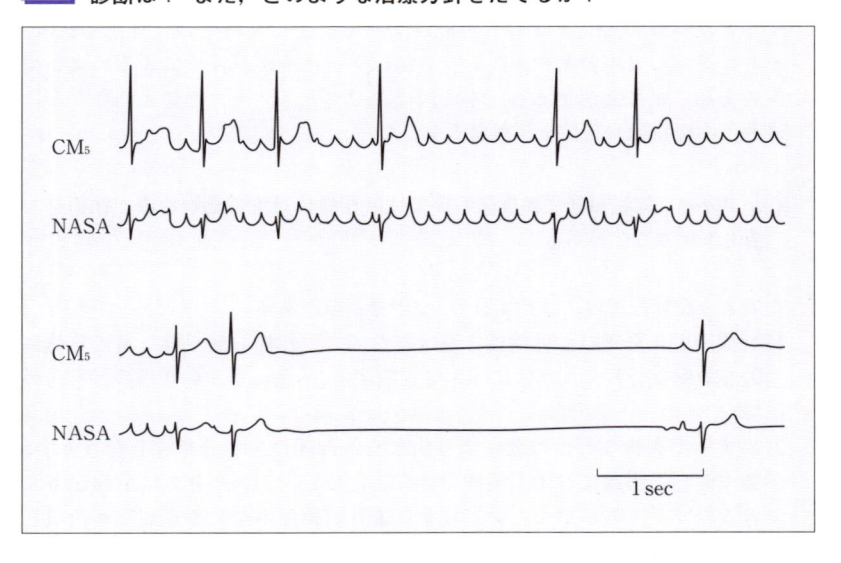

診　断

■ 心房粗動と，その停止後に洞停止がみられる。洞停止に伴う症状はなく，むしろ患者の主訴は心房粗動の動悸である。
■ 洞不全症候群（RubensteinⅢ型：徐脈頻脈症候群）と診断した。

Key Point：しばしば頻脈のうしろに徐脈が隠れている。

対　応

■ 厳密な意味では徐脈による症状はないため，ペースメーカの植え込みは必須ではない。しかし，心房粗動・細動発作予防のために抗不整脈薬を投与すると洞機能の悪化をまねく可能性がある。また高血圧の合併があれば，それに対するβ遮断薬やカルシウム拮抗薬の治療が洞停止によるめまいや失神を起こす可能性がある。本症例はAAIペースメーカを植え込むことにより，心房粗動の発作を認めなくなった。

Key Point：徐脈頻脈症候群においては，頻脈に対する薬物治療が徐拍を悪化させることがある。

☐ このような状況では，次のような3つの選択肢がある。
　1）洞機能悪化をまねく可能性を避けるため，発作性心房粗動に対する積極的な治療を行わず，病状について説明する（治療による副作用なども含めて）。
　2）めまいや失神などが投薬により生じうる可能性を十分指導したうえで，発作性心房粗動に対する治療を行う。ただし，このやり方は危険が多すぎるので，入院が望ましい。投薬により洞機能不全による症状が出現したら，ペースメーカ植え込みを考える。
　3）投薬により洞機能不全による症状が出現する可能性が高いと考え，あらかじめペースメーカを植え込んでから，発作性心房粗動に対する投薬を行う。
☐ ペースメーカを植え込む場合，植え込みの厳格な適応から考えれば，3）ではなく2）の選択肢が優先しそうにみえるが，実際には患者自身が失神に至ることを懸念し，ペースメーカが植え込まれることが多い。
☐ 本症例のような徐脈を伴う発作性心房粗動・細動では，ペースメーカ（AAIR，つまり心房電極のみを用いるモードが好まれる）を植え込むだけで心房粗動・細動発作も激減することが多い。
☐ このようなことを考えると，杓子定規にペースメーカ植え込みの基準を遵

守するより，発作性心房粗動・細動への治療も兼ねてペースメーカを植え込むほうがよいかもしれない。
□ ただし，本症例のような洞不全症候群Ⅲ型に対して，VVI(R)ペースメーカを植え込んでしまうと発作性心房粗動・細動が慢性化しやすくなることが判明しているので，避けるべきである。

> **メッセージ**
> 徐脈頻脈症候群ではAAI(R)ペースメーカの植え込みにより，頻脈の抑制も期待しうる。

● ***Key Word*** ：心房細動，心房粗動，洞停止，洞不全症候群，徐脈頻脈症候群，ペースメーカ，AAI，VVI

メモ：ACC/AHAによる洞不全症候群へのペースメーカ植え込みの適応

Class Ⅰ（ペースメーカ植え込みが有用であると考えられる）
- 症状が洞機能不全による徐脈と関与していることが明らかである例。徐脈が必要不可欠な長期的薬物治療による場合も含む。
- 症状を生じる徐脈（徐脈による心不全症状，運動耐用能低下なども含む）。

Class Ⅱa（ペースメーカ植え込みに関して種々の意見があるが，どちらかといえば植え込むことに賛成できるもの）
- 自然に，もしくは必要不可欠な薬物により心拍数40/min未満となるが，徐脈によると考えられる症状と実際の徐脈の関係が明らかでない例。

Class Ⅱb（ペースメーカ植え込みに関し，有用性について疑問の残るもの）
- 症状はきわめて軽微であるが，覚醒中の心拍数が慢性的に30/min未満のもの。

Class Ⅲ（ペースメーカ植え込みの有用性が認められていないもの，あるいは逆に植え込むことが患者に悪影響を及ぼすもの）
- 症状のない洞機能不全。40/min未満の心拍数が長期的薬物療法によるものも含む。
- 必要でない薬物療法により症状を伴う徐脈が生じた洞機能不全。

診療のヒント
ペースメーカのモードについて

最初の文字はペーシングを行う場所(心房：A，心室：V，両方：D)，2番目の文字は自発興奮を感知する場所，3番目はペーシングの様式(抑制：I，同期：T，両方：D)を意味する。

- VVI：心室の興奮を感知できる1本のリードを有している。興奮が感知されないと，ペースメーカがこのリードを通して心室を刺激し，リズムをコントロールする。
- AAI：これも1本のリードを有し，心房に埋め込まれている。心房興奮を感知し，正常な心房興奮がないときに心房を刺激する。
- DDD：心房，心室の両者にリードがある(dual chamber)。いずれのリードも感知，刺激可能である。心房興奮を感知し，心室興奮がない場合には心房興奮に同期して心室を刺激することから始まる。心房のみを刺激することも可能で，房室伝導がブロックされれば，心房・心室を順次に刺激する。
- VDD：挿入するリードは1本であるが，リードの中ほどに心房感知用の電極が，リード先端に心室感知・刺激用の電極が装着されている。心房の興奮を感知して，心室を刺激することが基本となる。最近，使われるようになった。
- AAIR，VVIR，DDDR：「R」はペースメーカが心拍応答型(rate responsive)であることを表す。身体活動を感知してレートを調節する。
- □ 通常，洞不全症候群に対してはAAI(R)を，房室ブロックに対してはVDDもしくはDDDモードを選択する。

Case 56 ペースメーカ植え込み後の心電図異常

症例

- 76歳，女性。健康診断目的に受診した。過去にペースメーカを植え込まれたというが，詳細は不明。
- ホルター心電図は以下のとおりであった。自覚症状はない。
- 胸部X線写真では，電極リードは心室に1本挿入されている。

Q どのような状態にあると考えられるか？

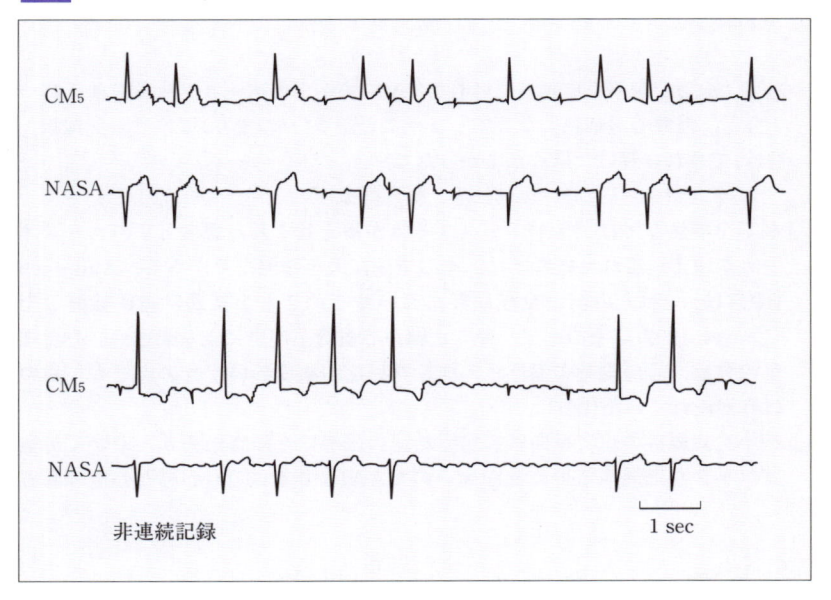

非連続記録

診　断

- 心房細動で自脈とペースメーカのスパイク(刺激)が混合している。スパイク後に心筋興奮がないことから，ペースメーカ不全(ペーシング不全 pacing failure)であることがわかる。
- 胸部X線写真から心室にリードが挿入されており，心室刺激モード(VVI)のペースメーカであることが推察される。VVIモードであるとすると，自脈のQRS波を感知せずペーシングスパイクが出現している。したがってセンシング不全(sensing failure)でもある。
- 心房細動を伴うペースメーカ不全と診断した。
- 自脈の心室興奮があることから，房室ブロックではなく，洞不全症候群に対して植え込まれたペースメーカであろう。
- その後慢性心房細動となり，基本的にペースメーカが不要になった患者と思われる。

Key Point：洞不全症候群に対して，VVIモードのペースメーカを植え込むと，慢性心房細動になってしまうことが多い(つまり，このモード選択は，できれば避けたほうがよかった)。

□ 洞不全症候群では，AAIペースメーカが植え込まれた患者とVVIペースメーカが植え込まれた患者では，その予後に大きな隔たりがある。Andersen HRらは，225人の洞不全症候群においてこのことを長期に追跡検討した(Lancet 1997)。その結果，総死亡率，心血管系疾患による死亡率，心房細動の発症，心房細動の慢性化，血栓塞栓症の頻度のいずれの点でもAAIのほうが優れていた(図1)。

□ 洞不全症候群の患者は同時に房室結節の伝導にも障害があり，やがて房室ブロックが進展する可能性が高いのでAAIよりもDDD(心房と心室の両方

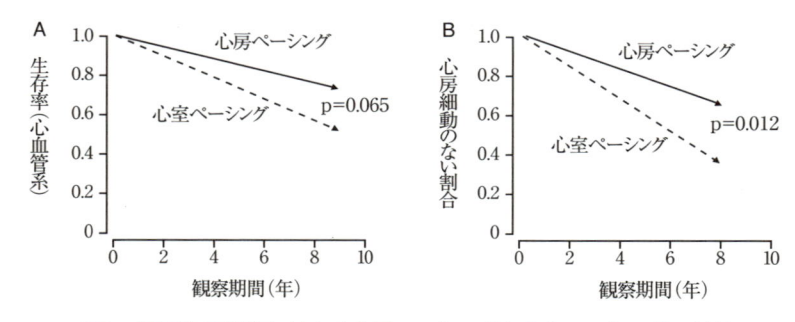

図1　洞不全症候群に対する心房ペーシングと心室ペーシングの効果

にリードを挿入)ペースメーカのほうがより安心できるという見方や，心房ではときに電極の離脱があるので念のため心室ペーシングが可能なモードのほうがよいという見方がある。
□ しかし，ある報告によると，AAIペースメーカを植え込んで平均12年の経過中に房室ブロックを生じたのはわずかに2.5％(1/41)であったという (Elshot SR et al, Int J Cardiol 1993)。
□ 5年間にわたって洞不全症候群213人の自然経過を追った別の報告(Brandt J et al, J Am Coll Cardiol 1992)によると，洞不全症候群に加えて完全脚ブロックや二束ブロックがある場合には将来35％にⅡ度以上の房室ブロックがみられるようになるが，こうした所見がなければ6％にとどまっていた。

Key Point：房室伝導異常 (脚ブロックを含む) のない洞不全症候群では，将来心室ペーシングを必要とするような房室伝導障害の進展は稀である。

対 応

■ 慢性心房細動に対する観察と治療(心拍数のコントロール，血栓予防)を行うこととなった。基本的にペースメーカは不要である。
■ ペースメーカに誤作動が生じていたのは，植え込み後10年を経過して電池消耗が生じていたためであった。植え込み後に症状もなく，転居などの理由から病院から遠ざかっていたらしい。

Key Point：洞不全症候群によるペースメーカ植え込み後に慢性心房細動となったときには，電池消耗を避けるため設定心拍数を十分に下げて，心房細動停止時のバックアップを念頭に置いた設定に変更したほうがよい。

メッセージ
洞不全症候群ではVVIモードのペースメーカは心房細動を招きやすい。

● *Key Word*：心房細動，ペースメーカ，ペーシング不全，センシング不全，洞不全症候群，AA，VVI

Case 57 危険因子はないが，心機能低下と心電図の異常がみられる

症例

□ 56歳，男性。このところ階段の昇り降りでやや息切れを覚える。
□ 久しぶりに会社の健康診断を受けたところ，心電図異常を指摘された。
□ これまで胸痛や胸部圧迫感などを自覚したことはない。高血圧，糖尿病，高脂血症はいずれもなく，喫煙も行わない。心電図は以下のごとくである。

Q 診断は？ また，どのように対処すべきか？

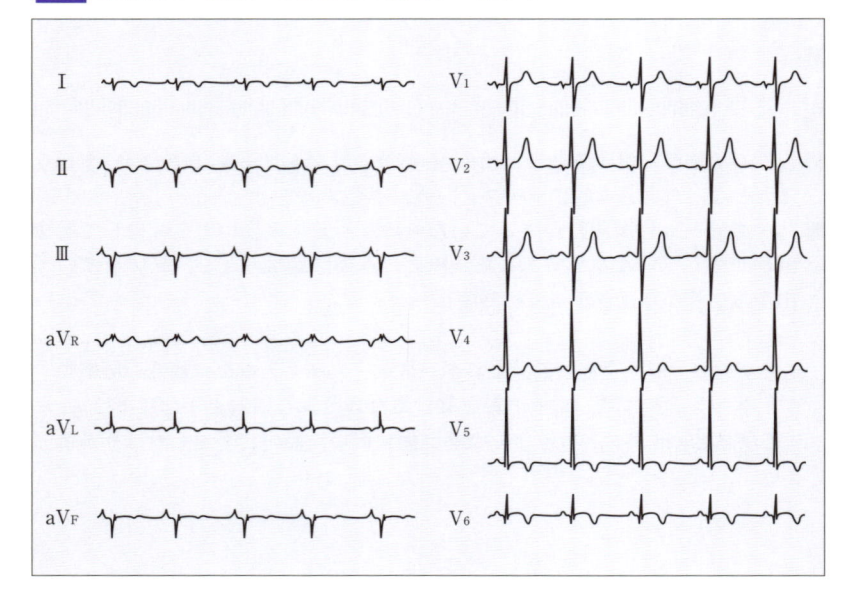

診　断

■ 後下壁梗塞を疑った。
- Ⅱ，Ⅲ，aVF誘導はQSパターンでV₁誘導のR波も高い。これは右冠動脈閉塞による後下壁梗塞を疑わせる。
- V₅，V₆誘導のq波，陰性T波は梗塞が側壁にも及んでいる可能性を疑わせ，発達した右冠動脈かと思われる。

■ 無症候性心筋梗塞が疑われるが，動脈硬化の危険因子がないため，やや奇妙な印象を受ける。

■ 男性であることと，若くないことは虚血性心疾患の危険因子とはなるが，一般には高血圧や高コレステロール血症などの危険因子の背景なくして発症する心筋梗塞は少ない。

■ 心エコーでは，左室拡大と全周性の壁運動低下を認めたが，後下壁の運動がより顕著に低下していた（EF 20％）。

■ この状態で，1）後下壁梗塞とそれに伴うリモデリング，2）虚血性心筋症，3）拡張型心筋症，を考慮した。

■ 冠動脈造影では有意な器質的冠動脈狭窄や冠動脈攣縮を支持する所見はなく，拡張型心筋症（dilated cardiomyopathy：DCM）と診断された。

対　応

■ ジギタリス，利尿薬，ACE阻害薬の投与を開始した。

□ 診断のクライテリアにより生存率も異なるであろうが，DCMは予後不良の疾患である。

□ 88人のDCMについてのわが国の報告（Koga Y et al, Heart Vessels 1993）では，平均3.7年の観察期間に43人（49％）が死亡していた。このうち，26人は心不全死，15人は突然死，2人は非心臓死であった。

□ 予後に関わる心電図所見として，異常Q波，左脚ブロック，心室内伝導障害が挙げられている。

□ 一方，同じDCMといっても，専門病院に紹介されてきた患者と，検診などで偶然みつかったDCMでは，かなり予後に差がある（Sugrue DD et al, Ann Intern Med 1992）。1年生存率は前者で69％であったのに対し，後者では95％であった。5年生存率も36％と80％とかなりの開きがある。

□ 心電図，胸部X線，心エコー所見から軽症のDCMが疑われる患者で，次に行うべきことは何だろうか？　DCM自体は心臓カテーテル検査を行っても治療方針に大幅な変更がもたらされるようなことはないが，冠動脈疾患に伴う虚血性心筋症（ischemic cardiomyopathy）をルールアウトする意義は大きい。

> ***Key Point***：拡張型心筋症を疑っても冠動脈病変の評価を行うのが原則。

- □ 軽症のDCM，たとえばEF 50%で全周性に軽度の壁運動の低下（diffuse mild hypokinesis）を認めるくらいの患者でも，ACE阻害薬やβ遮断薬の投与など長期的予後改善を考慮した薬物療法を検討する目的で専門医にコンサルトするほうが無難である。
- □ 一部のDCMはβ遮断薬によりかなり改善する。この治療はリスクを伴い，治療開始のタイミングについても議論がある。軽症例は適応が低いと考える専門医が多い。通常，入院のうえ適応と治療計画が決定される。
- □ 最近はジギタリス以外にもいくつかの強心薬がある。これら新規の強心薬は，心不全に対し短期的には有効だが，長期的な予後の改善には結びつかず，むしろ悪化させるおそれがある（The Vesnarinone Study Group, N Engl J Med 1993）。
- □ こうした情報の周知に伴い，やむをえない場合を除いて慢性心不全に対しカルグート®やアーキンZ®は使用しない専門医が多い。

> ***Key Point***：慢性の心不全に対し，気軽に強心薬は使用しない。

- □ ジギタリスの使い方については，必ずしもコンセンサスはない。生命予後はあまり改善しなくても，入院の頻度が下がるなどQOL上のメリットは期待できる。

> **メッセージ**
>
> 拡張型心筋症に特異的な変化はない。とくに刺激伝導系に病変が及んだ場合には，理解不能の心電図を呈する。心エコーで拡張型心筋症が疑われたら，専門医に紹介するのが安全。

- ●***Key Word***：拡張型心筋症，心筋梗塞，ジギタリス，強心薬，ACE阻害薬，刺激伝導系，利尿薬，β遮断薬，突然死

Case 58 以前からの心雑音……先天性心疾患？

症　例

- 48歳，女性。労作時の息切れがあり，外来受診。
- 詳細は不明だが，かつて心雑音を指摘されたことがあるという。
- かなり以前から心雑音を伴う器質的心疾患があるなら，先天性心疾患が考えられる。
- 実際に成人ではもっとも頻度の高い先天性心疾患が見つかった。

Q 考えやすい疾患は何だろう？　また，どのように対処すべきか？

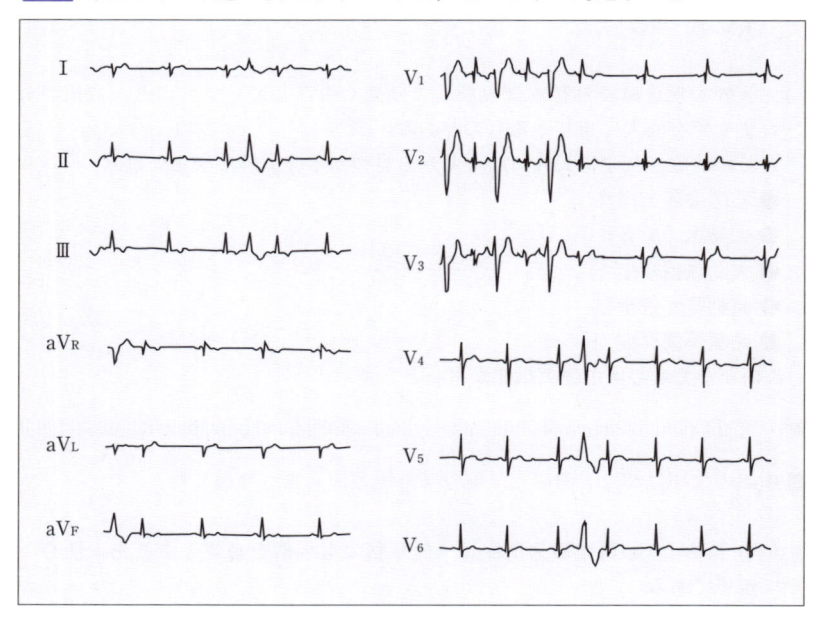

診　断

■ 診断は心房中隔欠損症（atrial septal defect）である。部分肺静脈還流異常も伴っていた。
■ 右側胸部誘導で右脚ブロックパターン（本当の右脚ブロックではないが，V_1でrSR′パターンを示している）と右軸偏位，$R/S(V_5)=1.0$とV_5のSが深い所見，心室期外収縮を認める。前3者の所見は心房中隔欠損症のうち，もっとも頻度の高い二次口欠損に合致する心電図変化である。成人（若年者を除く）では右軸偏位の所見は右室負荷を疑わせるきわめて重要な所見である。心電図を見る際，必ず軸偏位をチェックすること（右室肥大所見については99ページ参照）。
■ 心室期外収縮は右室流出路のあたりから出現している。

> ***Key Point***：成人になってから見つかる先天性心疾患では，心房中隔欠損症が一番多い。

☐ 先天性心疾患は，外科的修復なしでは長く生存しにくいものと，放置されたままでも成人に達しうるものがある。
☐ とくに治療されずに大人になってから見つかる先天性心疾患とは，
　● 心房中隔欠損症
　● 大動脈二尖弁
　● 大動脈縮窄症
　● 肺動脈弁狭窄症
　● 動脈管開存症
このなかでも心房中隔欠損症がもっとも多い。

対　応

■ 中隔の欠損はパッチ閉鎖し，部分肺静脈還流異常も修復した。

> ***Key Point***：心房中隔欠損症は，無症状でも手術を必要とする先天性心疾患である。

☐ かなり長寿の例もあるが，60歳を超えると無症状の例は少ない。
☐ 40歳を超えると肺高血圧が進行してくる。しかし，左→右シャントは残るので右室の負担はますます大きくなる。
☐ 欠損孔が小さくシャント率もわずかであれば，手術が必要でない例もある。しかし，成人において見つかるのは，ほとんど心電図や胸部X線上の変化を伴う心房中隔欠損症であり，おおむね手術適応になる。

□ 小児の心房中隔欠損症は無症状か，せいぜい易疲労性や労作時の息切れ程度の症状にとどまる。成人になり，次第に肺高血圧が進行してくるので，心不全症状も出現する。
□ 病態が進行性であるため，症状が少ない時期にも手術適応となる。
□ 本症例のような心電図を呈する場合，胸部X線写真での右心系の拡大や心雑音が存在するだろう。
□ しかし，心房中隔欠損症の聴診所見として習ったⅡ音の固定性分裂も，シャントの量によってはよくわからなくなる。肺動脈弁の駆出音も思ったほど聞こえないかもしれない。
□ 10年に1回も耳にすることのない音を聞き分けられなくても大丈夫。紹介状には，「心雑音があるようです」くらいで十分だろう。専門家は，もらった紹介状に詳しい診断根拠が書かれていても，あまりうれしくないらしい。
□ 心房中隔欠損症のタイプや合併奇形などの詳細を判断するには，経験と技術を要する。さらに，その後の外科的治療のことを考慮すると，相応の施設に依頼することが望ましい。

> **メッセージ**
> 小児科でなくても先天性心疾患に出会うことがある。

● ***Key Word***：先天性心疾患，心房中隔欠損症，部分肺静脈還流異常，右脚ブロックパターン，右軸偏位，大動脈二尖弁，大動脈縮窄症，肺高血圧症

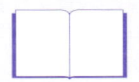

診療のヒント
感度の鈍い診断法と検査

☐ 内科診断学の実習で「胸部の打診」という項目がある。

☐ 著者を指導した教官は，胸部の打診は意味のない診断法であり，念を入れて勉強する必要はないと教えてくれた。確かに，心臓の左縁と右縁がどこであるかを，胸郭に置いた左手の指の上を右手の指でポンポンとたたいて正確に知ろうということには，かなり無理がある。もし，打診で心臓のサイズがわかったとしても，胸部X線で十分にわかっていることに，なぜ手間ひまかけるのかという疑問がある。

☐ いつもX線が撮れるわけではないから，理学的な診断法を大事にしないと痛いめにあうぞと指導する先生も一方ではいる。だが，いまどき日本国内で，X線が使用できない医療施設はないだろうから，この反論は説得力がない。

☐ あるいは，実際に心臓の大きさを知ることよりも，実質臓器(心臓)と空気を含んだ臓器(つまり肺)の存在を間接的に指の感覚として理解することは，生体の様子を自分の皮膚を通して認知するという根本的な能力の開発に役立つのだという考え方もある。けれども，医者になって1回も使わない技術を念を入れて学ぶ理由になるとは思えない。

☐ レベルの高い聴診は，名人芸といわざるをえない。

☐ 名人芸というのは，ごく一部の者しか習得できないのだから，普遍性を欠く，未完成の技術といえる。名人芸をマスターしようとするより，信頼性，コスト，および習得の難易のバランスがとれた診断法を採用するほうが現実的である。

☐ では，現在，内科の外来診療で欠かせない診断技術とは何だろう？

☐ それは，心エコーと腹部エコーだろう。専門家のレベルに達しなくても随分役に立つ。あえて，テキストを隅から隅まで理解しようとするからつらくなる。自分のクオリティをわきまえていれば，専門家でなくても心エコーや腹部エコーの活用は可能だろう。たとえば，心エコーで心臓が拡大し，EFが低下していることがわかれば，薬物の選択や病態の把握に重宝する。あるいは，かなりの心膜液があれば，まず見落とすことはないだろう。腹部エコーがあれば，循環器の医者でも胆石症や，水腎症を診断できることがある。

Case 59 腹部手術2週間後に出現した呼吸苦

症例

- 72歳，女性。2週間前に腹部の手術を行い，昨日退院。
- 今日昼頃，急に呼吸苦を自覚して来院。
- 心電図は以下のとおり。指尖で測定した酸素飽和度(SpO_2)は90%と低い。
- 胸部X線では目立つ変化はない。

Q 何が起きたのだろうか？ また，どう対処すべきか？

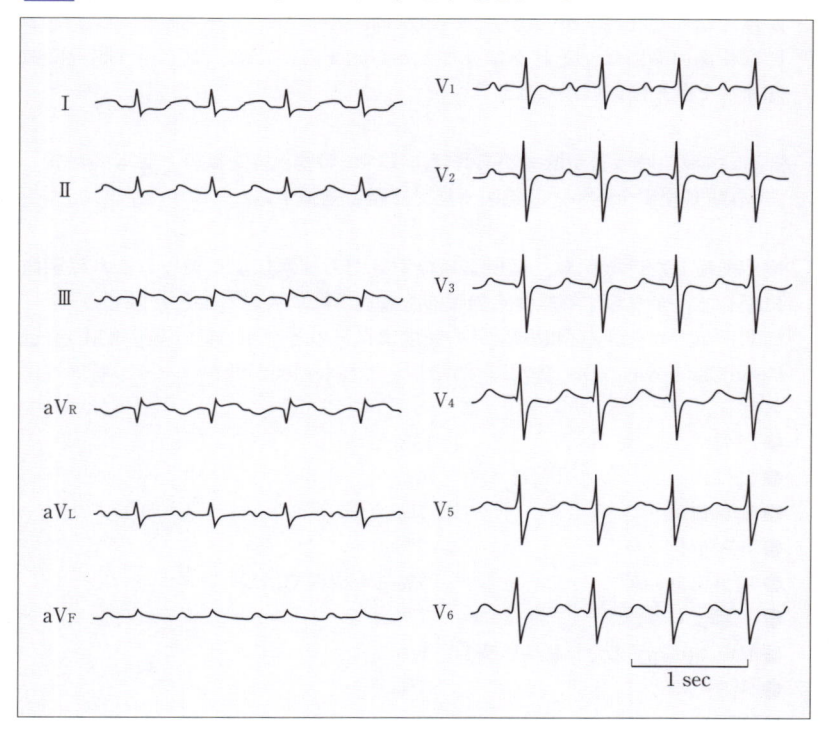

診 断

- 肺塞栓症。
- 心電図では洞頻脈(118/min)，右軸偏位ではないがどちらかというと右軸傾向，V_1誘導でR波が増高，時計方向回転，胸部誘導でST-T変化を認める。

> ***Key Point***：肺塞栓症は心電図のみで診断できることは稀であり，胸部X線もおおむね特異的な所見はない。

- 肺塞栓症を念頭に置けば，心電図のSIQⅢTⅢパターンに気づくであろう。SIQⅢTⅢパターンは第Ⅰ誘導にS波，第Ⅲ誘導にQ波と陰性T波が目立つという所見。右室が急性に拡大したことを示唆する。
- 肺塞栓症でもっともよくみられる所見は洞頻脈であり，SIQⅢTⅢパターンがみられるのはわずかに12%にすぎない。
- 肺塞栓症の診断は，それを疑うことから始まる。では，どういう状況で肺塞栓症を疑えばいいだろうか？

> ***Key Point***：呼吸苦や胸痛があれば，すべて肺塞栓症を疑う。患者の症状から肺塞栓症を疑い，心電図所見で診断を補強する。

- 突然発症した呼吸困難，低酸素血症を見たら肺塞栓症を疑う。これは胸痛に際して，かならず解離性大動脈瘤を鑑別診断に入れることと似ている。
- 肺塞栓症でみられる心電図所見の頻度は以下のとおり(McIntyre KM et al, Prog Cardiovasc Dis 1974)。ただし，どれも頻度が低かったり，特異性に欠ける。

● 正常	13%
● 肺性P	6%
● 右軸偏位	7%
● 左軸偏位	7%
● 時計方向回転	7%（本症例で出現）
● 右脚ブロック	15%
● $RV_1>0.5mV$ または $R/SV_1>1.0$	6%
● SISⅡSⅢ	7%
● SIQⅢTⅢ	12%（本症例で出現）
● ST低下	26%（本症例で出現）
● ST上昇	16%
● T波陰転	42%

- しかし，発症前の心電図と比較できるのであれば，軸偏位やT波の変化が

より鋭敏に検出できるので，心電図は有用な情報をもたらす。
☐ 肺塞栓症は突然死を起こしうる。また，最初のエピソードで死亡するケースもあるので正確なところはわからないが，肺塞栓症の10％は失神に至るという。
☐ D-ダイマーなど血液生化学検査が肺塞栓症の診断に有効である。

Key Point：肺塞栓症は手術後に発症することが多い。

☐ 肺塞栓症は安静臥床が長くなった例，つまり術後が多い。しばしば下肢の疼痛を伴う腫脹，発赤が深部静脈血栓症を疑わせる。
☐ 肺塞栓症に深部静脈血栓症を認める頻度については諸説ある。比較的低い値としては，肺塞栓症が疑われた患者で12％，確診例では32％という報告がある（van Rossum AB et al, Br J Radiol 1998）。
☐ 一方，213人の肺塞栓症症例に両側下肢の静脈造影を行った報告（Girard P et al, Chest 1999）では，174人（82％）に深部静脈血栓症を認めたという。ところが，深部静脈血栓症を疑わせる自他覚症状があったのは，このうちの72人（41％）にすぎなかった。つまり，かなりの頻度で深部静脈血栓が存在するが，不顕性のものが多いと考えてよいだろう。
☐ ただし，肺塞栓症および深部静脈血栓症のリスクは人種差が大きいので，欧米のデータをそのまま日本人にあてはめることはできないかもしれない。
☐ 肺塞栓症のハイリスク群とは，
● 長期の臥床，術後
● 肥満，女性
● 加齢
● 深部静脈血栓症の存在
● 悪性腫瘍，心不全，糖尿病
● 経静脈的ペースメーカ
☐ 経口避妊薬が静脈血栓症の危険因子であることはよく知られている。リスクは投与期間に依存するらしい（Lidegaard O et al, Contraception 1998）。遺伝的，人種的な要素もあり（Helmerhorst FM et al, Thrombo Haemost 1997），日本人の肺塞栓症にどのくらい経口避妊薬が関与しているのかは寡聞にして知らない。
☐ 肺塞栓症の急性期には，ヘパリンの点滴静注と酸素投与が治療の基本となる。
☐ 診断確定のためには肺血流シンチグラムや肺動脈造影を行う。
☐ 頻度は高くないが，凝固線溶系の異常を示す例があるという。

対 応

- ■ D-ダイマーなど血液生化学検査のデータを待つことなく，入院させた。
- □ 塞栓の原因となる血栓の部位が判明すれば，再発予防として下大静脈内にカテーテルフィルターを留置する方法も考慮される。ワーファリンの継続的服用も適応となる。

メッセージ

肥満した中年以降の女性に動悸や呼吸苦をみたら肺塞栓症を疑う。

● **Key Word**：呼吸苦，ST低下，肺塞栓症，時計方向回転，SIQⅢTⅢパターン，低酸素血症，深部静脈血栓症，ペースメーカ，ワーファリン

メモ：医療訴訟にみる肺塞栓症

- □ 肺塞栓症がときに致死的となることはすでに述べた。欧米での発生率は，わが国よりもかなり高率らしい。
- □ そうなると裁判をいとわない国々では，肺塞栓症の見落としも訴訟の内容として珍しくないことが予想される。
- □ ある報告(Fink S et al, South Med J 1998)では，医療専門家に検証を求められた160件中7件が，肺塞栓症を生じた深部静脈血栓症であり，このうち3件は突然死例であった。
- □ 訴えの趣旨のほとんどは，静脈血栓症についてハイリスク群であるにもかかわらず肺塞栓症の発生を防ぐ努力がなされていなかったというものである。
- □ 長期に下肢を動かせない状態にある患者では，深部静脈血栓症を念頭に置いた診療を行い，かつそのことをしっかりカルテに記載しておくことが重要だと結論されている。

Case 60 コンピュータが見つけた心電図異常

症例

□ 49歳，男性。会社の健康診断で心電図異常を指摘されて来院した。
□ とくに自覚症状はない。
□ 実は，健診に関わった医師の眼では右軸偏位のみと判断されたが，コンピュータ診断で異常所見ありとされた。

Q 診断は？ また，患者にどのように説明するか？

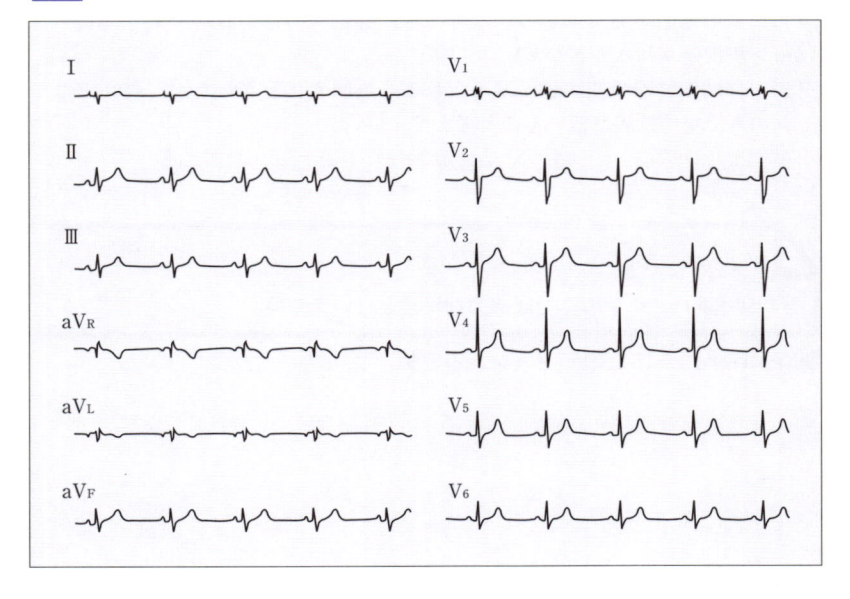

診　断

■ Ⅰ，Ⅱ，Ⅲ誘導でS波が深く，肢誘導のいずれにおいても陽性波と陰性波の大きさがほぼ等しいため，電気軸を測定することが困難である（不定軸）。SⅠSⅡSⅢパターンと診断した。

□ Ⅰ，Ⅱ，Ⅲ誘導のすべてで S波がR波の1/2以上の場合をSⅠSⅡSⅢパターンという。

対　応

□ とくに心配のない所見であることを患者に伝えた。

Key Point：SⅠSⅡSⅢパターンは，健常者でもみられる所見である。

□ 自分で心電図を見て気がつかなくても，心電図の自動診断でSⅠSⅡSⅢパターンが指摘されることが多い。
□ 過去には慢性呼吸器疾患に認められる心電図変化とされたが，現在ではこれのみで病的意義は低いものと考えてよい。

> **メッセージ**
> SⅠSⅡSⅢパターンのみでは病的な異常とはいえない。

● *Key Word*：SⅠSⅡSⅢパターン，不定軸

Case 61 入院中のモニター心電図

症 例

- 52歳，男性。高血圧，糖尿病，狭心症の疑いで入院中。
- 胸痛時の心電図を記録する目的で心電図モニターを装着していた。あるとき，下記のようなイベントが記録された。
- 患者に症状はない。

Q この心電図所見をどのように考えるか？

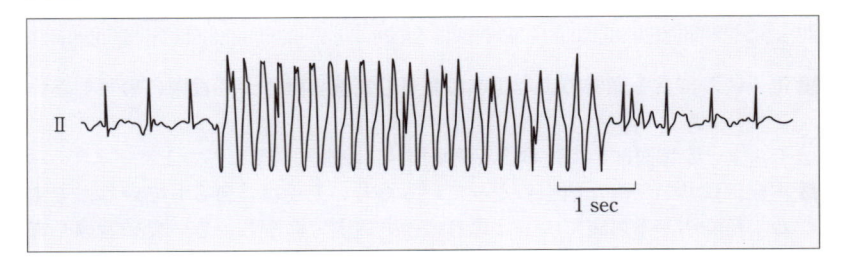

診　断

■ アーチファクト。
　● 一見すると心室頻拍のようだが，心拍数は250/minとなり，まったく症状がないのはおかしい。
　● よく観察すると心室頻拍様に見える波形の中に，ノッチらしきものがみられる。またこのノッチは規則的に100/minで出現しており，洞調律時のQRS波の出現とそのパターンが同一である。
□ この心室頻拍のような波形はQRS波ではなく，むしろノッチがQRS波に相当すると考えるなら納得できる。
■ この患者は歯磨きをしていた。歯磨きによるアーチファクトを見ていたことになる。
■ また，マイナス電極が右肩に装着されていた。

対　応

■ 電極装着部位を通常のCM_5誘導に変更し，腕の動作が心電図に影響しないようにした。
□ モニター心電図は病院における逸話作りにかなり貢献している。
■ 本症例においても，病室に走っていった若い先生は「何をしているんですか。早くベッドに寝て！」と患者に強い口調で命令し，急いで12誘導心電図を記録した。
■ 洞調律だった。
□ 「12誘導心電図を記録する程度ですんで本当によかった」と指導医は胸をなでおろした。「彼なら，下手をすると歯磨きをしている患者を押さえつけて，直流通電を加えていたかもしれない」ということらしい。
□ モニター上心静止や心室細動に至っている患者さんがテレビを見ていたり，病棟の廊下を歩いていることはごく普通のことである。しかし，少しくらい勘違いしてあわてても悪くはない。モニター心電図におけるマーフィーの法則が正しいことを証明するほうが被害が大きい。

> **メッセージ**
> モニター心電図におけるマーフィーの法則：あわてて病室に駆けつけたときはアーチファクト，当然アーチファクトと決めつけて無視したときには心停止。

● ***Key Word***：モニター心電図，アーチファクト，心室頻拍，電極装着部位

診療のヒント
まとめ：心電図判読の手順と所見の書き方

□ 最後になりますが，心電図判読のプロセスについてまとめてみました。
□ 心電図は多くの情報が凝縮されているため，すべての所見を過不足なく把握することは簡単ではありません．慣れてくると直観的な判読も可能でしょうが，最初は各ポイントごとにチェックするほうが現実的です．
□ 診断のための完璧なフローチャートをつくるのは，もとより無理です．ここではむしろ，心電図判読における流れを理解してください．
□ ※印は心エコーが必要な所見です．

①リズムのチェック
- Ⅱ，Ⅲ，aV_Fで上向きのPがおおよそ規則的に出現し，それぞれにQRSが続いていれば洞調律
- そうでなければ，なんらかの不整脈

↓

②電気軸のチェック：Ⅰ，Ⅱともに陽性なら正常軸
- Ⅰが陰性＝右軸偏位→ほかの右室負荷所見に注意 ※
- Ⅱが陰性＝左軸偏位→なんらかの基礎疾患（例：下壁梗塞）※

↓

③P波のチェック
- Ⅱ，Ⅲ，aV_Fで2mm以上＝肺性P ※→胸部X線を再検討！
- Ⅰ，aV_Lで二峰性，3mm以上の幅＝僧帽性P ※
- V_1で2mm以上の高さ＝右心性P ※
- V_1で陰性成分が深く，幅も広い＝左心性P ※

↓

④PQ時間のチェック：200msec以下が正常
- 200msecを超えるとき＝第Ⅰ度房室ブロック

↓

⑤QRSのチェック
- 正常QRS（＜120msec）なら
  ・Ⅰ，Ⅱに1mm以上の幅のQ波はないか？
      Ⅰにwide Q＝側壁梗塞（aV_LにもQ）※
      Ⅱにwide Q＝下壁梗塞（Ⅲ，aV_FにもQ）※
  ・V_1は通常rS．V_2～V_5にかけてR波は徐々に増高し，Sは小さくなる．

さらにV_6のR波は少し低くなる。このパターンは保たれているか？
  V_1のr/s＞1：右室負荷（V_5の深いSや右軸偏位を伴う） ※
  V_2〜V_5にかけてのR波の増高不良：前壁中隔梗塞 ※
  V_5のR＞25mm：高電位差（ST-T変化があれば左室肥大） ※
  V_6のR＞V_5のR：左室肥大 ※
- 幅の広いQRS（≧120msec）なら
 V_1でM型＝右脚ブロック
 V_5でM型＝左脚ブロック ※

⬇

⑥**ST部分のチェック**
- STはJ点の80msec後方で測定した値を記載する
- 特異的なST変化？ ※

⬇

⑦**T波のチェック**
- 陰性T波はないか？ ※
- 平低T波はないか？：10mm以上のR波高のある誘導でT波がR波の1/10以下

☐ また，心電図検査の感度と特異性を考慮して，"心電図の所見"と"所見から導かれる診断"をはっきり区別して記載するという訓練も大事です。

☐ 原発性肺高血圧症あるいは肺動脈弁狭窄の心電図を例にすると，所見と診断を分けた記載とは次のようなものになります。
- 心電図所見：正常洞調律
    右軸偏位
    右心性P波
    V_1でr/s＞1
    V_5でR/S＜1
    V_1〜V_3で陰性T波
- 心電図診断：右室肥大

ECGケースファイル
心臓病の診療センスを身につける　　　　　定価：本体5,000円＋税

2000年 5月23日発行　第1版第1刷Ⓒ
2014年 8月20日発行　第1版第13刷

著　者　村川　裕二
　　　　山下　武志

発行者　株式会社　メディカル・サイエンス・インターナショナル
　　　　代表取締役　若松　博
　　　　東京都文京区本郷1-28-36
　　　　郵便番号113-0033　電話(03)5804-6050

印刷：プロスト／表紙装丁：トライアンス

ISBN978-4-89592-238-3　C3047

本書の複製権・翻訳権・上映権・譲渡権・公衆送信権（送信可能化権を含む）は、㈱メディカル・サイエンス・インターナショナルが保有します。
本書を無断で複製する行為（複写、スキャン、デジタルデータ化など）は、「私的使用のための複製」など著作権法上の限られた例外を除き禁じられています。大学、病院、診療所、企業などにおいて、業務上使用する目的（診療、研究活動を含む）で上記の行為を行うことは、その使用範囲が内部的であっても、私的使用には該当せず、違法です。また私的使用に該当する場合であっても、代行業者等の第三者に依頼して上記の行為を行うことは違法となります。

JCOPY 〈㈳出版者著作権管理機構　委託出版物〉
本書の無断複写は著作権法上での例外を除き禁じられています。複写される場合は、そのつど事前に、㈳出版者著作権管理機構（電話 03-3513-6969, FAX 03-3513-6979, info@jcopy.or.jp）の許諾を得てください。